胡大一：高血压 高血脂 饮食+运动

胡大一 ▪ 主 编　北京大学人民医院心血管研究所所长 ▪ 国家重点学科心血管内科负责人
李　宁 ▪ 副主编　北京协和医院营养师
仝其广 ▪ 副主编　首都医科大学附属北京胸科医院心脏中心主任医师

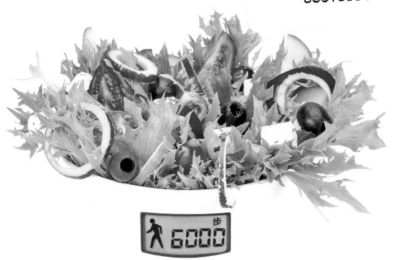

中国轻工业出版社

图书在版编目（CIP）数据

胡大一：高血压、高血脂饮食＋运动／胡大一主编．
—北京：中国轻工业出版社，2025.2
ISBN 978-7-5184-0406-3

Ⅰ.①胡…　Ⅱ.①胡…　Ⅲ.①高血压－防治②高血脂
病－防治　Ⅳ.①R544.1②R589.2
中国版本图书馆 CIP 数据核字（2015）第 143216 号

责任编辑：翟　燕　　　责任终审：李　洁
策划编辑：翟　燕　　　整体设计：悦然文化　　　责任监印：张京华

出版发行：中国轻工业出版社（北京鲁谷东街 5 号，邮编：100040）
印　　刷：北京博海升彩色印刷有限公司
经　　销：各地新华书店
版　　次：2025 年 2 月第 1 版第 15 次印刷
开　　本：720×1000　1/16　印张：17
字　　数：300 千字
书　　号：ISBN 978-7-5184-0406-3　定价：39.80 元
邮购电话：010-85119873
发行电话：010-85119832　010-85119912
网　　址：http://www.chlip.com.cn
Email：club@chlip.com.cn

据不完全统计，我国高血压患者的人数已经达到 2.7 亿，患有高脂血症的人数已达 1.6 亿之多。高血压、高脂血症给患者带来了经济上的损失，身体上的痛苦，给个人家庭生活以及社会都带来了巨大的损失。

若想改变这种状态，我们首先要对高血压、高脂血症有一个正确科学的认识。我们要意识到，这些都是"生活方式病"——不良的饮食方式、很少运动以及不良的生活习惯是最重要的因素，要想摆脱这些疾病对健康的威胁，要在这些方面进行全面的调理。同时，还要加强检查、早期诊断、预防和治疗等，这是预防和减少高血压、高脂血症等疾病的治本之举。

本书通过介绍适合高血压、高脂血症患者经常食用的食物、科学的饮食方式、合理的运动以及可能遇到的很多问题，旨在给高血压和高脂血症患者一个参考；而没有得病的朋友们也可以在生活中避免某些不良习惯，希望大家能够通过自己在饮食和运动方面的努力，将疾病的危害降到最低，从而健康地享受生活的乐趣。

目 录
CONTENTS

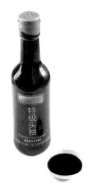
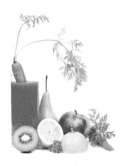

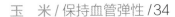

PART 2

厨房里的降压"良药"

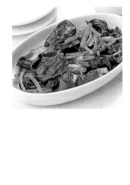
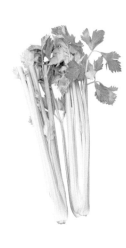

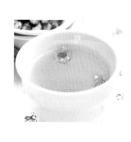

PART 3

对症饮食，赶走并发症

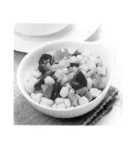

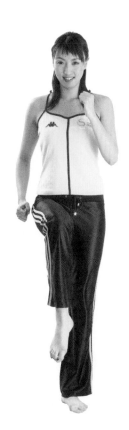

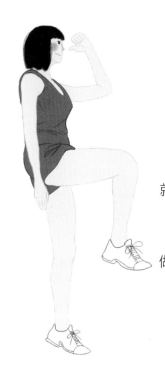

PART 6

高血压饮食 + 运动搭配计划

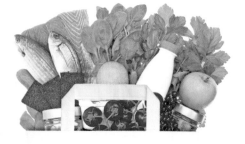

下篇　高脂血症饮食＋运动

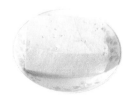
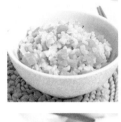
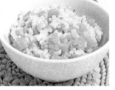

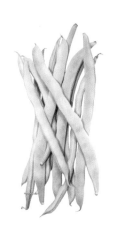

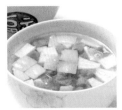

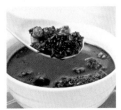

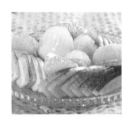

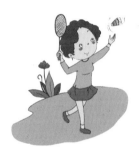

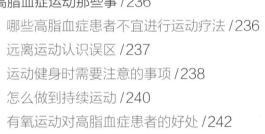

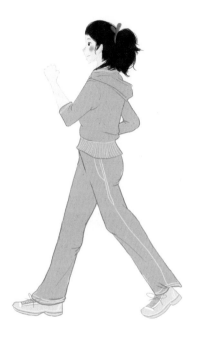

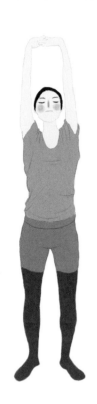

PART 6

高脂血症饮食 + 运动搭配计划

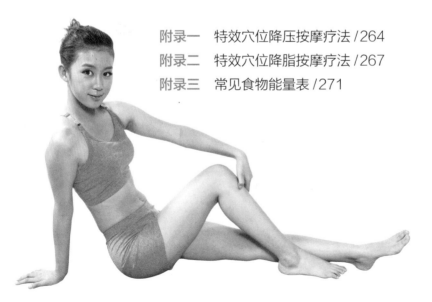

管好嘴，迈开腿

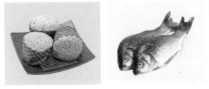

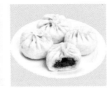

饮食 + 运动，降压降脂的两大利器

高血压和高脂血症都属于高发病率的慢性疾病。研究发现，高血压和高脂血症大多是饮食不规律不科学、缺乏运动造成的。所以合理的饮食＋锻炼，才能让身体更健康。

合理饮食，有助于保持血压稳定

在高血压的膳食调理上，总的原则是适量控制能量及食盐量，降低脂肪和胆固醇的摄入水平；控制体重，防止或纠正肥胖，利尿排钠，调节血容量，保护心、脑、肾血管系统功能；采用低脂肪、低胆固醇、低钠、高维生素、适量蛋白质饮食。

以下是一些具体的注意事项。

·保持轻微饥饿

饮食安排应少量多餐，避免过饱，保持体重在正常水平往往让血压的控制变得更容易。适当饿一饿肚子是非常有益的。

·低盐

每天吃盐量应严格控制为 2～5 克，减少酱油的食用量。咸（酱）菜、腐乳、咸肉（蛋）、腌制品、贝类、海米、皮蛋，以及茼蒿菜、草头（苜蓿）、空心菜等食物含钠均较高，应尽量少吃或不吃。

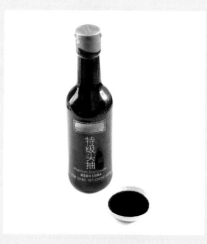

3～5 毫升酱油相当于 1 克盐。

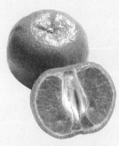

柑橘类水果中钾含量较丰富。

·高钾

富含钾的食物不仅直接有益于血压的控制，还能避免某些降压药的副作用。豆类、香菇、黑枣、杏仁、核桃、花生、土豆、竹笋、瘦畜肉类、鱼类、禽肉类，根茎类蔬菜如苋菜、油菜及大葱等，水果如香蕉、红枣、桃、橘子等都富含钾。

·补钙

钙不仅能维持骨头强健有力，软组织同样需要它，适当的钙能保持血压稳定，其作用机制与钙能抑制甲状旁腺分泌一种致高血压因子有关。富含钙的食品首推奶类及其制品，其他如大豆及其制品、葵花子、核桃、花生、鱼虾、红枣、鲜雪里蕻、海带、紫菜等含量也很丰富。

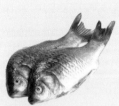

鱼肉中钙、镁等矿物质都较丰富。

·补镁

缺镁与高血压有明确的相关性，镁缺乏还会出现在长期应用利尿剂的高血压病人中，重视镁的补充有助血压的控制。大豆、鱼类、绿叶蔬菜、坚果、花生酱及酸奶等富含镁元素。

避免饮食六"过"，远离高脂血症

·过咸

食盐虽然能增味、解腻、防腐，但食用过多，会使血管硬化和血压升高。因此，高脂血症患者必须限制每天食盐的摄入量，控制在 5 克以下为最好。

·过甜

糖是常用的调味品，适量食用可缓解疲劳，过量食用，会在体内转化成脂肪堆积，容易促进肥胖和动脉硬化。

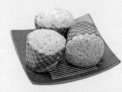

糕点中脂肪和糖的含量较高。

·过酸

少量食用酸味能促进新陈代谢，有防治动脉硬化、高血压等病的功效。但过酸就会危害身体健康，特别是胃溃疡患者更不适宜。

· 过辛辣

适当吃辣味食品，有增强食欲的作用。但是由于高脂血症患者本身体脂肪含量高，过食辛辣之物，很易引起头晕、胸闷等不适症状。

· 过鲜

鲜在此不是新鲜的意思，是指鲜味，如鸡精、味精、蚝油等鲜味调味料。由于高脂血症患者需要控制体重，应适当控制食量，所以要少吃这类调味品。

· 大量喝酒

酒为高热量饮品，而且美酒必辅以佳肴，也就意味着更多的能量和脂肪进入体内，导致甘油三酯升高，还会增加急性出血性胰腺炎发生的概率，威胁生命安全。

运动，
降血压的有效手段

经常运动不仅是预防高血压的利器，对于已经确诊的高血压病人，合理运动还能提高降压药的药效。

· 运动是药物疗法的一大帮手

运动能降压！一次运动之后，人体血压水平可在一定时间内下降，并能保持22小时之久。至于降压幅度，根据美国有关机构的实验研究，运动能使收缩压降低4~9毫米汞柱，因此，它与减肥、低脂饮食、限盐等一同被列为防治高血压的健康生活方式。运动疗法已成为药物疗法的一大帮手。

· 运动降压的奥秘

1. 运动能锻炼全身肌肉，促使肌肉纤维增粗，血管口径增大，管壁弹性增强，血流量增加，有利于血压下降。

2. 运动能增加体内某些有益化学物质的浓度，如内啡肽、5-羟色胺等，降低血浆中肾素和醛固酮等有升压作用物质的水平，使血压下降。

3. 精神紧张或情绪激动是高血压病的一大诱因，运动可稳定情绪，舒畅心情，使紧张、焦虑的情绪得以缓解，有利于血压稳定。

运动是燃烧脂肪的最好选择

运动时，血液中的甘油三酯和体内的脂肪会加快分解，变成能量给机体使用。而且经常运动，机体肌肉的"质"和"量"会保持在一个良好的水平，基础代谢也不会出现异常，就不容易变成易胖体质。有氧运动是最好的选择，它除了帮助燃烧脂肪之外，还能增加你的持久力、肌力、肌肉耐力、柔韧性，对身体有全面的调节作用，精神也会跟着放松。科学合理地选择运动，是燃烧体内多余脂肪最好的方法，不会带来副作用。搭配上饮食疗法，对防治高脂血症，是最适合不过的了。

·制定运动计划要可行

有氧运动是最佳、最适合的运动方式，但是也需要制定一个合理的方案，这样才能长期坚持下去。

1. 先安排一个能轻松实现的运动目标，待达到以后，再逐渐增加内容。

2. 把能鼓励自己坚持运动下去的物品放在身边，如运动鞋、电脑屏幕上的提醒、厕所墙壁提示等。

3. 定期奖励自己，这样做有助于自己能够愉快地坚持下去。

4. 让家人和朋友监督。

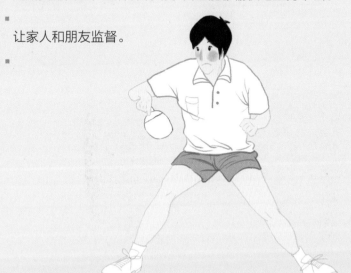

高血压患者每天连续进行 30~60 分钟有氧运动，可获得良好的降压效果。连续运动的降压效果优于每天累计运动 30~60 分钟的效果。

上 篇

高血压饮食+运动

PART 1

防治高血压，健康饮食是关键

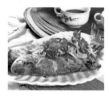

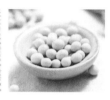

高血压患者都需要的饮食疗法

警惕"藏起来"的盐

预防高血压要控制盐的摄入量是众所周知的事情，但一些患有高血压的人注意烹饪时食盐的放入量，却忽视了腌制品等一些"隐形盐"，其危害也不容小视。

· 不要忘记食物本身也含有盐分

食品本身含盐特别多的有鱼类、贝类、海藻类等海产品，例如 20 克海米含盐约 2.5 克，200 克比目鱼含盐约 0.6 克，10 克晒干的海带含盐约 0.83 克。高血压患者即使是很认真地控制食盐摄入量，如果忘了食品本身也含有盐分的话，还是会摄取超量。控制盐量时，要事先扣除食品本身的含盐量。

· 食物本身的含盐量

食物名称	食物重量	含盐量（克）
海米	20 克	2.5
牡蛎	去壳 1 个 = 8~10 克	1.3
鱿鱼	1 条 = 250~300 克	0.8
大虾	中等大小 1 条 ≈ 50 克	0.4
秋刀鱼	中等大小 1 条 = 120~140 克	0.3
海带（晒干）	1 片边长 10 厘米的方块 ≈ 10 克	0.83
鸡蛋	中等大小 1 个 ≈ 50 克	0.4
鸡腿	1 个 ≈ 300 克	0.1

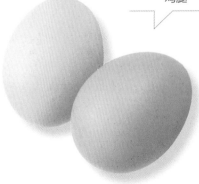

· 加工食品的含盐量多得你想不到

人们总说要控制食物中盐的量，其实并不完全对，确切地说是控制食物中钠的摄入量。不仅仅是盐中含有钠，人们吃的所有食物中都含有钠，即使并未添加盐。另外，一些加工过的食物中会添加一些盐作为调味用，比如奶酪、甜面酱、番茄酱、苏打饼干、全麦面包等，这些都是容易被人们忽略掉的隐形盐。另外，还有一些食物或调味品含有钠的成分，如味精是谷氨酸钠、小苏打是碳酸氢钠等。因此，还有很大一部分盐或是藏在各种各样的食品和调味品中的，也许在你不经意间，钠的摄入量就已经超标了。

· 加工食品含钠量

食物名称	含钠量（克 /100 克）
酱萝卜	6.88
虾皮	5.1
鲮鱼罐头	2.3
肉松	2.3
火腿	1.1
扒鸡	1.0

· 调味料中含有很多盐分

除了日常的食物以及加工食品外，我们每天所吃的调味料中也含有丰富的钠，高血压患者千万不能忽视。

· 调味料含钠量

调味料	含钠量（克 /100 克）
味精	8.2
酱油	5.76
甜面酱	2.1
豆瓣酱	1.27
陈醋	0.84
五香豆豉	0.26

如何享受低盐美食

减少食盐的摄入量，不宜过于急切，要慢慢地减少，重要的是要坚持下去。

有人觉得食物中的盐放少了，做出来的饭菜吃起来没有什么味道。其实不然，如在炖煮食物时，过早加盐，反而会因为煮的时间长影响其咸味，还容易导致盐的摄入增多；而待烹饪即将结束时再加少量的盐，不但不会影响食物的味道，还能防止盐的摄入过多。

下面列举一些生活中的简便小方法，让你既能享受到美食，又不会担心食盐摄入过多引起血压升高。

☞ 汤汁中的食盐含量较多，在食用汤类或炖煮的食物时，最好将底汤剩下，仅食用食材部分，这样能减少很多盐分的摄入。

☞ 吃米饭时不要浇汁，还应少食咸菜、鱼罐头等配菜，可以搭配蔬菜等，以丰富米饭的口味。

☞ 食用酱油时，一定要控制好用量。一个很好的方法是，酱油可以搭配柠檬汁、醋等，混合起来作为调料食用，这样可以减少酱油的食用量，而且，柠檬汁含有丰富的维生素 C，还有助于提高机体的免疫力，一举多得。

☞ 咖喱粉、芥末、生姜、香菜、胡椒等调料，长期适量食用不会导致血压升高，对消化道、肝脏等也没有不良影响，日常饮食中，可以作为重点的减盐品，适当食用。

☞ 很多蔬菜能生吃尽量不烹饪，或者采用凉拌的方法，这样不但能减少食盐的用量，而且蔬菜本身含有的对高血压有利的营养素，也可以被较全面的保存下来。

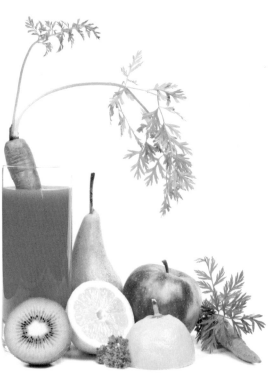

用香辛料帮你减盐

香辛料是指在食品调味调香过程中，使用的芳香植物的干燥粉末或精油。因为它们有强烈的呈味、呈香作用，能促进食欲、改善食品的风味，而且还有杀菌防腐的功能，所以一直被用于食品的烹饪过程中。

现在的香辛料不仅有粉末状的，还有精油或树脂形态的。

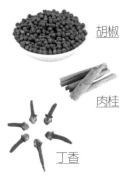

胡椒

肉桂

丁香

· 五香粉

用茴香、花椒、肉桂、丁香、陈皮等原料混合制成，有很好的香味。常用于中国菜增香。

· 辣椒粉

主要成分是辣椒，另可混有茴香、大蒜等，具有特殊的辣香味。

胡椒、丁香、肉桂都是常用的香料制作材料，主要用于调味，营养不是主要的作用。

· 咖喱粉

咖喱在日本北方的大众语言中，是调味汁的意思。咖喱粉通常是由十种香辛料混合制成的，在饮食中加入咖喱粉，这一吃法是日本的独创。

一般咖喱粉混合比例如下图，当然不是绝对固定的，可以根据自己的喜好调配。

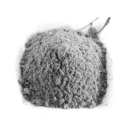

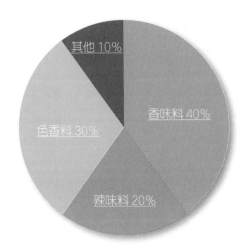

其他 10%

香味料 40%

色香料 30%

辣味料 20%

多食用植物油，是高血压患者的聪明选择

动物油中饱和脂肪酸和胆固醇较高，会加速人体器官衰老，导致血管硬化，进而引起冠心病、脑卒中等。而植物油（如豆油、菜籽油、花生油、玉米油等）中含有丰富的不饱和脂肪酸，被认为是高血压、动脉硬化和冠心病患者的"康复油"。因此，在高血压患者平时的饮食中，宜多选择植物油。

·玉米油

玉米油中含有很高的亚油酸，能够与血液中的胆固醇结合，生成低熔点的脂类，这能防止胆固醇在血管壁的沉积，减轻血流的阻力，从而降低血压。玉米油还能延缓衰老、防止脑功能退化、软化血管。

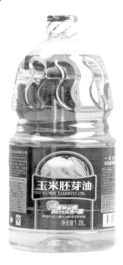

·橄榄油

橄榄油中含有 ω-3 脂肪酸和多酚类物质，前者能够舒张血管平滑肌，起到降压的作用，后者则可以通过降低血液黏稠度来辅助降压。

另外，橄榄油还富含维生素 A、维生素 D、维生素 E、维生素 K 及抗氧化物，且极易被人体消化吸收，能够促进血液循环，防止动脉硬化以及动脉硬化并发高血压、心脏病等。

使用橄榄油时，烹饪温度不要过高，以免所含的多酚类被破坏。

·芝麻油

芝麻油（香油）中含有亚麻酸和维生素 E，两者能够协同作用，可加强对动脉硬化和高血压的治疗。而且维生素 E 还能防止亚麻酸被氧化，同时还能促进胆固醇的分解、代谢、排泄。

对于高血压患者而言，芝麻油还能减少服用降压药的数量，是高血压患者的饮食佳品。

需要指出的是，芝麻油一次不宜食用过多，2~6 克即可，多食容易导致腹泻。

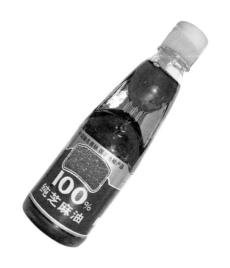

·猪油与常见植物油脂肪酸含量对比（平均）

油类	饱和脂肪酸（%）	油酸（%）	亚油酸和亚麻酸（%）
猪油	42	45	10
玉米油	15	27	57
橄榄油	14	73	9
芝麻油	16	54	30
花生油	20	49	30
大豆油	15	25	61

高血压患者
不要忘记补充水分

众所周知，水是构成人体最主要的成分之一，也是维持人体各种生理功能必不可少的物质。对高血压患者而言，合理地补充水分同样至关重要，因为一旦缺少水分，会导致机体血液浓缩，黏稠度增高，血液循环容易出现停滞，高血压患者心脑血管疾病的发病率会大大增加。另外，饮水量不够，还容易导致便秘，增加血压升高的危险。因此，高血压患者在平时必须摄入足够的水分。

需要说明的是，饮水也要科学合理地补充，这样对血压的稳定才能产生积极作用。那么高血压患者，应该如何正确饮水呢？

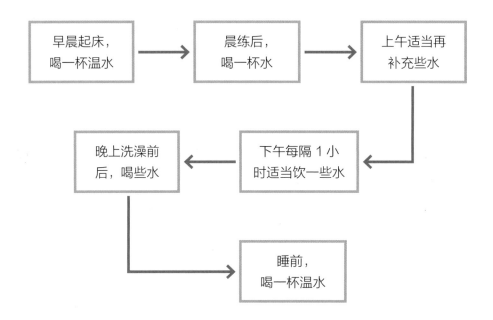

· 早上饮水的重要性

上午9~10点被认为是高血压患者发病的高峰时期，因为晚上睡眠时饮水量很少，但是血液循环仍在进行，人体会散失大量水分，导致血液黏稠度增加，易发生血压升高和脑血栓。

因此，高血压患者在早上起床后，最好喝一杯水，晨练后再适当喝些水，这样能够降低血液的黏稠度，预防高血压患者发生脑血栓等疾病。

· 饮水要少量多次

有的人每天喝水的次数很少，都集中起来喝，比如一次喝大量水，然后一上午或者一下午很少再喝水。这样做是不合理的，可能会引起血压的一过性突然增高，对高血压患者稳定血压不利。

合理的饮水方式应该是少量多次地喝，每次 200 毫升左右，每天至少 6 次，每天的饮水量在 1200～1800 毫升，这样是比较科学合理的。

· 饮硬水比软水要好

硬水是硬度为 16～30 度的水，如深层泉水、深井水，软水是硬度低于 8 度的水，如小溪、池塘的水等。硬水中所含的钙、镁离子比软水丰富，能够缓解动脉痉挛，避免血压升高，预防冠心病和高血压。

如何判断饮水的多少？

可以通过观察尿液的颜色来简单判断饮水的多少。正常人的尿液呈浅黄色，如果尿液颜色偏深，说明需要多补充一些水分，反之，可能饮水有点多。

当然，尿液颜色跟服药、疾病、饮食等也有关系，高血压患者要正确估量，做到合理饮水。

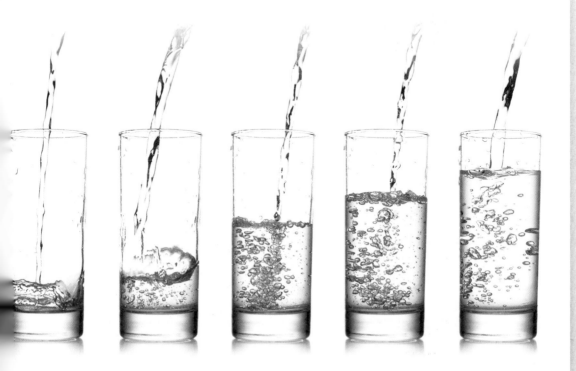

外出就餐，给你支招

平日里，患有高血压的朋友应酬客户、亲朋相聚，都少不了外出就餐。那么高血压患者在点菜时应注意哪些问题呢？

· 最好选择食物种类丰富的套餐

进餐多吃一些食物，比一饭一菜要好。对于吃饭比较快的人，应选择蔬菜、粗粮等含膳食纤维丰富的食物，可增加咀嚼次数，延长进食时间。选择吃套餐，食物种类丰富了吃饭速度就会慢下来，还能避免吃得过多。

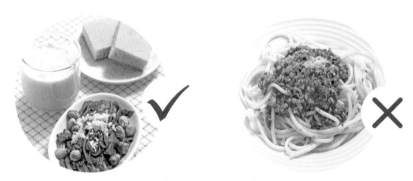

吃一份套餐要比只吃面条好

· 鱼肉比脂肪多的猪肉、牛肉、羊肉好

相较于畜肉来讲，鱼肉脂肪含量普遍较低，如许多鱼肉中只有 20% 或更少的能量来自脂肪，而且鱼肉中含有的脂肪多为不饱和脂肪酸，可防治心血管病、肥胖等。此外，鱼肉还是优质蛋白质的来源。

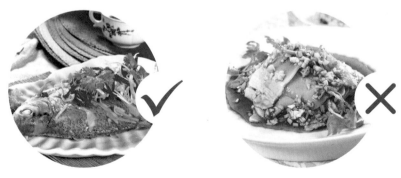

多吃鱼，少吃肉

· 盖饭和油炸食品的食用方式

盖饭是目前较为常见的饮食选择，但是还是尽量少吃点盖饭吧，因为盖饭味道较浓，饭量较多，很容易吃多。对于喜欢吃油炸食物的朋友，在吃的时候，可以选择将油炸外皮去掉，这样能减少很多油脂的摄入，这些油对身体健康很不好。

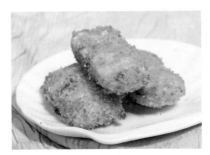

油炸食品要剥去外皮再吃

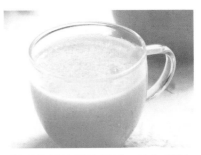

常喝些低热量的果汁，比如橙汁

· 常喝一些低热量的果蔬汁

在食用面条等单一食品时，增加一盘凉拌蔬菜或一杯蔬果汁，能够均衡营养。另外，对于午餐常在外面吃的人，选择早餐和晚餐时，要考虑到营养的均衡。比如午餐在外面吃了比较油腻的菜肴，那么晚餐最好吃得清淡一些。

· 饮酒要谨慎

研究表明，1 克酒精可产生 7 千卡的能量，多喝可使能量摄入过高，导致肥胖，而肥胖是导致高血压的危险因素之一。因此，高血压患者不宜饮酒。而且长期饮酒对身体其他器官、系统也有不同程度的损伤，如肝脏、肾脏等。

那些实在不能压抑酒瘾的高血压患者，也应尽可能控制酒量，每天酒精摄入量男性不超过 25 克，女性不超过 15 克。

对于中度以上高血压患者，最好戒酒。

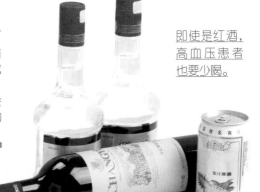

即使是红酒，高血压患者也要少喝。

小常识：饮料与高血压

事实上，有关血压和饮料的关系，目前还没有一个完全清晰的研究结果，但每天喝 1 杯咖啡，或者绿茶等，不会影响血压的稳定。

另外，咖啡虽然能够使血压有所上升，但是会增加人的忍耐力，对高血压患者而言，没有多大的影响，因此，适量喝咖啡没有必要过于担心。

降压食物看过来

高血压患者的饮食，除了限制盐（钠）的摄入量之外，还应多食一些富含钾、钙、镁等营养素的食物。这些食物能够帮助机体稳定血压和控制血压的上升。

·"钾"可让血压降低

美国心脏病学讨论会的报告指出，动脉壁增厚为高血压的典型表现，在给予足量的钾后，动脉壁不再增厚。研究表明，钾能够保护血管，防止血压对动脉壁的损伤，降低高血压的患病风险。

另外，钾离子可以促进新陈代谢与钠离子外排，能扩张血管，从而起到降低血压的作用。

因此，高血压患者在饮食中，宜适当多选择一些富含钾的食物。

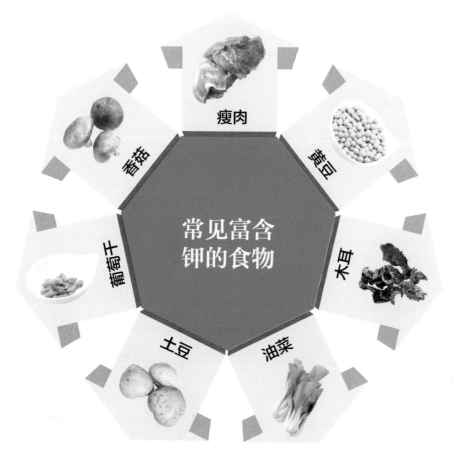

常见富含钾的食物

瘦肉　黄豆　木耳　油菜　土豆　葡萄干　香菇

· 饮食不能缺少钙

钙降压的机制目前还不清楚，但是高血压患者的钙代谢异常却是事实，而且，高血压患者在服用钙片后，血压会有所降低。

高血压患者血液中的钙含量较低，由尿液排泄的钙却很多，这会导致机体钙的缺乏，从而引发身体功能发生障碍，如出现骨质疏松等，因此，高血压患者要补充充足的钙质，每天至少800毫克（＞30岁）。常见的富含钙的食物有牛奶及其制品、虾皮、大豆及红绿色蔬菜等。

· 高血压患者应该多吃富含钙的食物

食物	含钙量（毫克/100克）	推荐食用量（克/次）
虾皮	991	5~10
海带（干）	348	10
泥鳅	299	50~100
大豆（干）	191	25
牛奶（普通）	103	200~300
玉米面	22	50

· 多食富含牛磺酸、DHA、EPA 的食物

摄取优质蛋白质被看作是预防高血压的重要方法之一，而牛磺酸被证明有很好的降血压作用，因此，高血压患者在日常的饮食中，可多食用富含牛磺酸的食物。

DHA 和 EPA 属于 $\omega-3$ 多不饱和脂肪酸，两者有很好的调节血压作用，还能防止血液凝固，预防动脉粥样硬化。

· 富含牛磺酸的食物

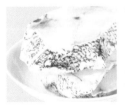

· 鳕鱼

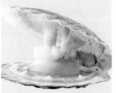

· 扇贝

· 富含 EPA、DHA 的食物

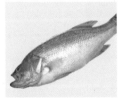

· 鲈鱼

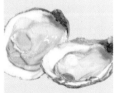

· 牡蛎

· 膳食纤维——不可或缺的营养素

膳食纤维对于高血压患者的好处有哪些？

1. **可以减少食盐的危害**
膳食纤维在肠道内能够吸附部分钠，然后随粪便一同排出体外，降低了钠对于高血压患者的危害。

2. **促进粪便排出，预防便秘，稳定血压**
膳食纤维中的不溶性膳食纤维，不易溶于水，可以刺激大肠壁，增加粪便的体积，促进肠道的蠕动，从而缓解便秘，防止便秘引起的血压增高，尤其是老年患者。

3. **防止引起高血压的动脉粥样硬化发生**
膳食纤维能够促进胆汁酸混合到粪便中，减少机体对胆汁酸的重吸收，这样可以增加体内胆固醇的排除率，从而起到降低胆固醇的作用。

食物	膳食纤维含量（克/100克）	推荐食用量（每日）
松蘑（干）	35.1	15克
香菇（干）	32.3	4~6朵
银耳（干）	30.4	15~25克
绿茶	15.6	5克
黄豆	15.5	25克
红豆	7.7	30克

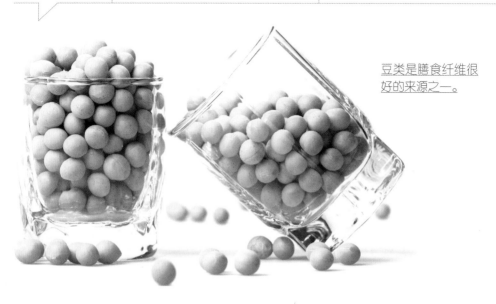

豆类是膳食纤维很好的来源之一。

PART 2

厨房里的降压「良药」

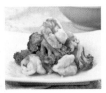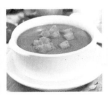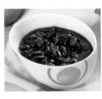

玉米

保持血管弹性

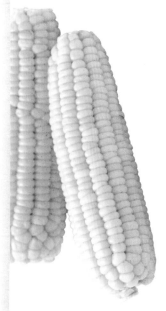

降压金牌营养素 | 亚油酸　维生素E

· 降压功效全记录

玉米中含亚油酸和维生素E，两者有协同作用，能有效降低血液胆固醇浓度，防止其在血管壁沉积，避免动脉粥样硬化，从而保持血管弹性，达到降压效果。

营养成分（鲜玉米）	每100克含量
维生素 B_1	0.16 毫克
维生素 B_2	0.11 毫克
维生素 E	0.46 毫克
叶酸	12 微克
钾	238 毫克

· 这样吃更降压

玉米搭配黄豆、燕麦等富含膳食纤维的食材一起打成米糊或豆浆饮用，对高血压有很好的调节效果。

· 对哪种并发症有益

· 糖尿病

玉米含有丰富的膳食纤维，可以使食物中的糖分子在肠道内缓慢被吸收，帮助降低餐后血糖。

特别提醒
1. 血糖高的患者，不宜食用甜玉米。
2. 玉米的胚尖营养很丰富，食用玉米粒时应把胚尖全部吃掉。

· 这样搭配更降压

玉米 + 橘子 保持血管弹性

玉米含有维生素E，橘子富含维生素C，两者搭配食用，可以防止胆固醇在血管中的沉积，保持血管弹性，起到稳定血压的效果。

鲜玉米每天不应超过100克，玉米面每天70克为宜。

玉米面发糕
高血压患者可选择含膳食纤维较多的老玉米，少食用甜玉米，避免引起血糖升高。

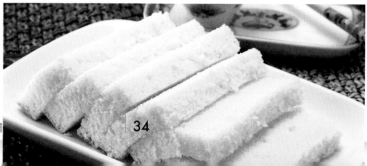

最佳食谱

空心菜炝玉米

降压、平稳血糖

材料·空心菜 300 克，玉米粒 150 克。

调料·盐、干辣椒节、花椒各适量。

做法·

1. 将玉米粒洗净，放入沸水锅中煮熟；空心菜洗净，下沸水锅中焯一下捞出切段，备用。

2. 锅置大火上，放入植物油，下干辣椒节炸至棕红，下花椒炒香。

3. 倒入玉米粒、空心菜段炒匀，加盐调味，起锅即可。

贴心提醒
玉米粒要选择新鲜的，所含的降压成分较丰富和完整。

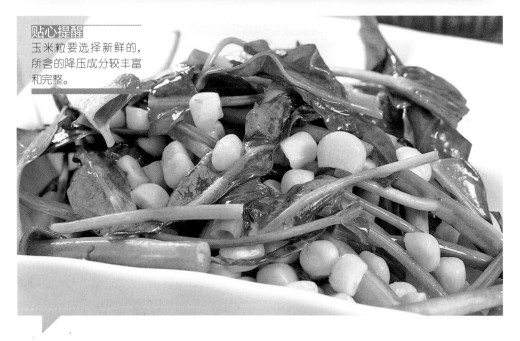

降压食物组合			
菜名	食物组合	菜名	食物组合
松仁玉米	玉米粒 + 胡萝卜 + 松子仁	玉米番茄羹	玉米粒 + 番茄
玉米黄豆粥	玉米粒 + 黄豆 + 大米	奶油玉米糊	玉米粒 + 奶油
红薯玉米粒	红薯 + 玉米粒	玉米排骨汤	玉米棒 + 猪排骨

薏米

适合脾虚的高血压患者食用

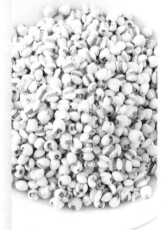

每天宜吃 60 克。

· 降压功效全记录

薏米富含维生素及膳食纤维等多种营养素，适合脾胃虚弱的高血压患者食用。而且薏米能扩张血管，有辅助降压的功效。

营养成分	每 100 克含量
蛋白质	12.8 克
碳水化合物	71.1 克
维生素 B_2	0.15 毫克
维生素 E	2.08 毫克
铁	3.6 毫克

· 这样吃更降压

浸泡薏米的水，最好与薏米一同煮食，这样能够最大限度地保留其营养成分，辅助降压。

· 对哪种并发症有益

· 糖尿病

薏米含有丰富的水溶性膳食纤维，能减少肠道对脂肪的吸收率，进而降低血脂、平稳血糖。

特别提醒

大便干燥的患者不宜多吃薏米。

· 这样搭配更降压

薏米 + 红豆 有益于增强体质

红豆含有优质蛋白质，搭配上薏米同食，有益于高血压患者增强体质。

薏米粥

薏米煮粥食用，能够健脾除湿、清热利尿，非常适合高血压患者食用。

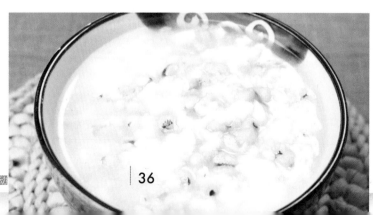

荞麦

维持毛细血管抵抗力

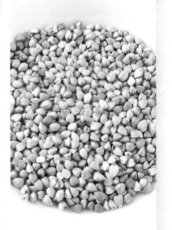

·降压功效全记录

荞麦中含大量的黄酮类化合物，尤其富含芦丁，能维持毛细血管的弹性，抑制血压上升，其含有的钾有助于调节血压。

营养成分	每100克含量
蛋白质	9.3克
不溶性膳食纤维	6.5克
维生素 B_2	0.16毫克
钾	401毫克
镁	258毫克

·这样吃更降压

荞麦仁口感较粗糙，蒸或煮时加些大米或糯米，会让其口感变得滑、软，有助于保护高血压患者的消化系统。

·对哪种并发症有益

·糖尿病

荞麦含有芦丁，能促进细胞增生和防止血细胞凝聚，具有扩张冠状动脉、降血脂的功能。

特别提醒

1. 荞麦不易消化，一次食用不要太多，否则易造成消化不良。
2. 脾胃虚寒、经常腹泻和消化不良者不宜食用。

·这样搭配更降压

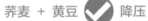

荞麦 + 黄豆 ✔ 降压

荞麦和黄豆均富含膳食纤维，都是降压的好食材，且黄豆还含有卵磷脂和可溶性膳食纤维，有助于降低体内的胆固醇水平。

每天宜吃60克。

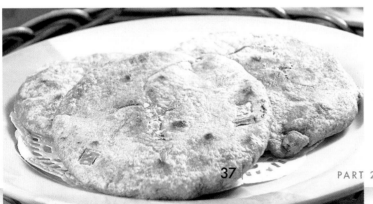

山楂荞麦饼
此饼能帮助消化、消脂除腻，对高血压、高脂血症患者都有益。

燕麦

排除多余的钠元素

降压金牌营养素 ｜ 膳食纤维　亚油酸

·降压功效全记录

　　燕麦含有丰富的膳食纤维，能够帮助吸附体内的钠，将多余的钠排出体外，从而降低血压；还含有亚油酸，可维持血液流通顺畅，降低血压。

营养成分	每100克含量
蛋白质	15克
不溶性膳食纤维	5.3克
维生素 B_1	0.3毫克
钙	186毫克
锌	2.59毫克

·这样吃更降压

　　食用燕麦时，最好选没有加工过的，这样的燕麦所含的水溶性膳食纤维较完整和丰富，长时间熬煮后，有利于被机体吸收利用，起到降压效果。

·对哪种并发症有益

·冠心病

　　燕麦能帮助吸收人体内的胆固醇，并促进其排出体外，从而可以预防高脂血症及冠心病的发生。

特别提醒

也可以选择食用燕麦片，但燕麦片要避免长时间高温煮（通常生燕麦片不超过30分钟，熟燕麦片5分钟即可），以防止其营养受到太多的损失。

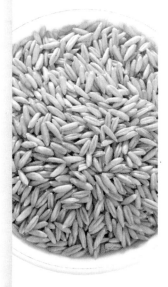

每天40克为宜。

·这样搭配更降压

燕麦 + 香蕉 缓解压力

　　香蕉含有较多的维生素 B_6，可以帮助提高人体血清素的水平，搭配有降压作用的燕麦一起食用，可以帮助高血压患者缓解压力，改善睡眠。

最佳食谱

燕麦南瓜粥

保护视力，促进血液循环

材料·燕麦片30克，大米50克，小南瓜1个。

做法·

1. 将南瓜洗净，削皮，去子，切成小块；大米洗净，用清水浸泡30分钟。

2. 锅置火上，将大米与清水一同放入锅中，大火煮沸后改小火煮20分钟。

3. 放入南瓜块，小火煮10分钟，再加入燕麦片，继续用小火煮5分钟即可。

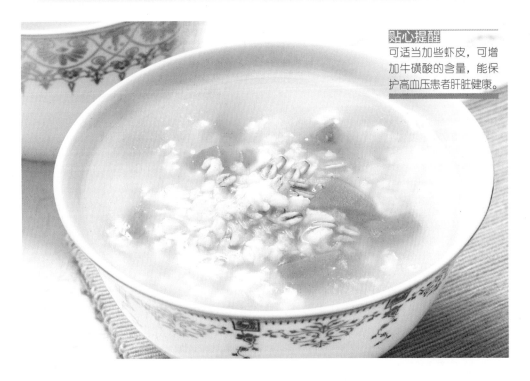

贴心提醒

可适当加些虾皮，可增加牛磺酸的含量，能保护高血压患者肝脏健康。

降压食物组合			
菜名	食物组合	菜名	食物组合
紫薯燕麦粥	紫薯＋燕麦＋大米	燕麦牛奶饮	燕麦＋牛奶
山药燕麦粥	山药＋燕麦＋大米	燕麦馒头	燕麦＋面粉
燕麦饭	大米＋燕麦	苦瓜肉片燕麦粥	大米＋苦瓜＋燕麦＋牛肉

红薯

排除多余胆固醇

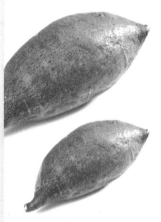

每天吃 100~150 克为宜。

烤红薯

红薯烤着吃，有利于最大限度地消化和吸收其所含的营养。

降压金牌营养素｜膳食纤维

·降压功效全记录

红薯中富含的膳食纤维，可以帮助排除血液中多余的胆固醇，维持血管弹性，利于血压的稳定。

营养成分	每 100 克含量
蛋白质	1.4 克
碳水化合物	25.2 克
不溶性膳食纤维	1.6 克
胡萝卜素	220 微克
钾	174 毫克

·这样吃更降压

高温加热红薯可破坏淀粉颗粒，更易于消化吸收，对高血压患者来说更有利。

·对哪种并发症有益

·糖尿病

红薯所含的膳食纤维可促进肠胃蠕动，延长食物在肠内的停留时间，从而降低葡萄糖的吸收速度，避免餐后血糖急剧上升。

特别提醒
1. 避免一次食用过多，以免发生烧心、吐酸水、腹胀排气等不适症状。
2. 胃溃疡、胃酸过多的人不宜食用。

·这样搭配更降压

红薯 ＋ 牛奶 预防高血压

含膳食纤维的红薯，与含有牛磺酸的牛奶搭配，对强化心脏及肝脏功能、预防动脉硬化与高血压、降低胆固醇等都有益。

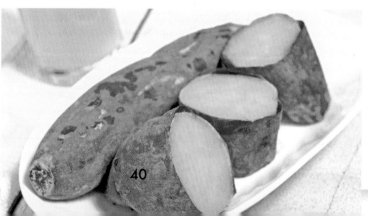

胡萝卜红薯汁

润肠通便

材料·红薯 200 克，胡萝卜 100 克，牛奶 150 克。

做法·

1. 红薯洗净，去皮，切小块，放入锅中蒸熟，晾凉备用；胡萝卜洗净，切丁。

2. 将红薯块、胡萝卜丁和牛奶放入果汁机中，搅打均匀即可。

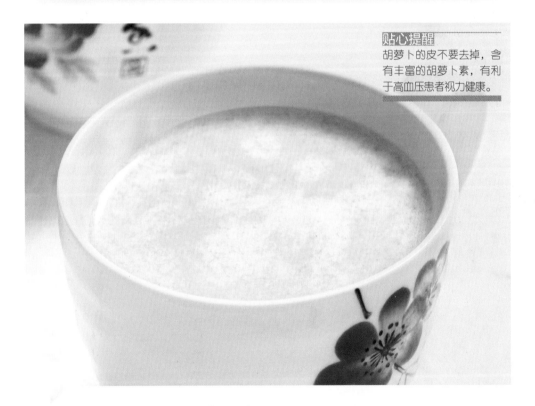

贴心提醒
胡萝卜的皮不要去掉，含有丰富的胡萝卜素，有利于高血压患者视力健康。

降压食物组合			
菜名	食物组合	菜名	食物组合
红薯大米粥	红薯 + 大米	番茄红薯汤	红薯 + 番茄
芋头红薯粥	芋头 + 红薯 + 大米	红薯烧南瓜	红薯 + 南瓜
红薯炖土豆	红薯 + 土豆	红薯藕粉羹	红薯 + 藕粉

绿 豆

高钾低钠
好食材

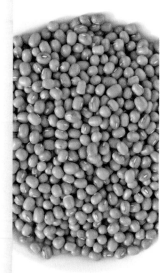

每天 25 克
为宜。

·降压功效全记录

绿豆具有利尿的功效，且属于典型的高钾低钠食物，可帮助人体从尿液中排出体内多余的钠，减少血液对血管壁的压力，起到辅助降压的作用。

营养成分	每 100 克含量
蛋白质	21.6 克
碳水化合物	62 克
不溶性膳食纤维	6.4 克
钾	787 毫克
钙	81 毫克

·这样吃更降压

绿豆煮粥最能发挥其辅助降压的效果，但是煮粥时不宜煮得太烂，以免破坏其中的有机酸和维生素。

·对哪种并发症有益

高胆固醇

绿豆中的植物固醇可减少肠道对胆固醇的吸收，并能促进胆固醇的异化，阻止肝脏内胆固醇的合成，降低血清胆固醇含量。

特别提醒

绿豆性凉，脾胃虚弱的人不宜多吃。

·这样搭配更降压

绿豆 ＋ 西瓜 维持血压稳定

西瓜和绿豆均具有清热解暑、生津止渴的作用，绿豆还能保护血管健康，维持血压稳定，非常适合高血压患者在夏季食用。

苦瓜绿豆汤
苦瓜绿豆汤能清热解毒，
夏季饮用，能清凉一夏。

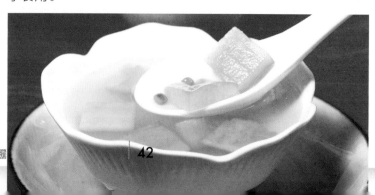

最佳食谱

绿豆奶酪

润肠通便

材料·绿豆 30 克，鲜奶 250 克，红枣 10 克，琼脂 10 克。

调料·白糖 10 克。

做法·

1. 绿豆、红枣洗净，浸泡 4 小时，放入高压锅中煮熟；琼脂用热水浸泡。

2. 鲜奶倒入锅中煮沸，加入白糖煮至化开，将琼脂倒入煮开的奶中，小火煮 3 分钟关火，加入煮熟的绿豆、红枣搅匀，倒入杯中晾凉，凝固后即可食用。

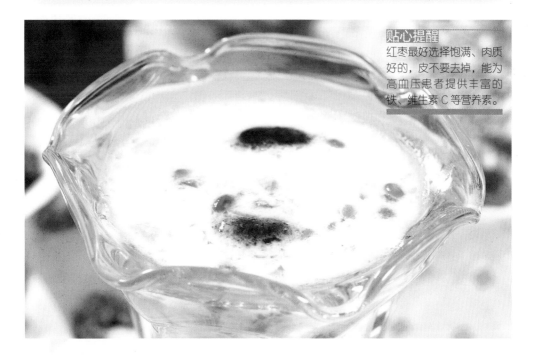

贴心提醒

红枣最好选择饱满、肉质好的，皮不要去掉，能为高血压患者提供丰富的铁、维生素 C 等营养素。

降压食物组合			
菜名	食物组合	菜名	食物组合
大米绿豆粥	绿豆 + 大米	绿豆西瓜粥	绿豆 + 西瓜 + 大米
绿豆南瓜汁	南瓜 + 绿豆	绿豆百合饮	绿豆 + 百合
苦瓜绿豆汤	苦瓜 + 绿豆	绿豆海带汤	绿豆 + 海带

黄豆

高蛋白的降压食物

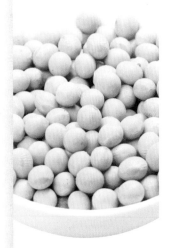

每天 25 克为宜。

降压金牌营养素 | 亚油酸

· 降压功效全记录

黄豆富含亚油酸，有抗血栓、抗凝以及扩张血管的作用，还可促进血液流通，从而起到降低动脉压的作用。

营养成分	每 100 克含量
蛋白质	35.0 克
不溶性膳食纤维	15.5 克
维生素 E	18.9 毫克
钾	1503 毫克
钙	191 毫克

· 这样吃更降压

黄豆可以做成豆腐、豆浆等食用，能很好地吸收其所含的降压物质。黄豆单独炒熟后食用也可以。发豆芽能够增加维生素的含量，也是高血压患者不错的选择。

· 对哪种并发症有益

· 心脏病

黄豆中含有植物固醇物质，它具有降低血液中胆固醇的功效，能减少胆固醇的吸收，起到预防心脏病的作用。

特别提醒

1. 黄豆生吃容易中毒，因此黄豆及豆浆一定要煮熟、煮烂后再吃。
2. 黄豆易产气，食积腹胀的人不宜食用。

· 这样搭配更降压

黄豆 + 燕麦 辅助降血压

两者都含有丰富的膳食纤维，能够辅助降血压、调血脂，降低血液中的胆固醇水平，预防心血管疾病。

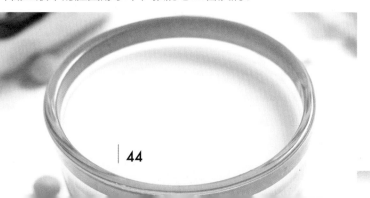

小米黄豆粥

改善睡眠，利于胃肠健康

材料·小米 100 克，黄豆 50 克。

做法·

1. 小米淘洗干净；黄豆淘洗干净，用水浸泡 4 小时。

2. 锅置火上，倒入适量清水烧沸，放入黄豆用大火煮沸后，改用小火煮至黄豆八成熟，再下入小米，用小火慢慢熬煮，至粥稠即可。

贴心提醒

可以放少许芝麻，能够起到健脑的作用，对高血压患者的记忆力有很好的维护作用。

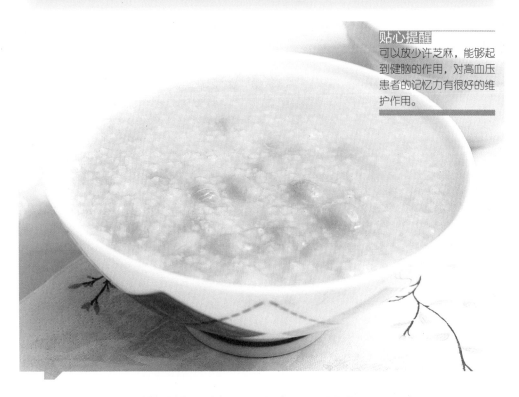

降压食物组合			
菜名	食物组合	菜名	食物组合
香卤黄豆	黄豆＋青椒＋红椒	丝瓜烧黄豆	丝瓜＋黄豆
黄豆拌黄瓜丁	黄豆＋黄瓜	香菜黄豆汤	黄豆＋香菜
茄子烧黄豆	茄子＋黄豆	黄豆芽紫菜汤	黄豆芽＋紫菜

芹菜

增加血管弹性，降血压

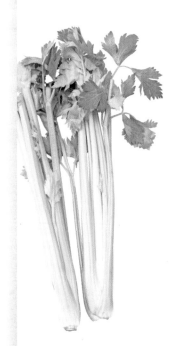

每天 100 克
为宜。

降压金牌营养素 | 维生素 P　芹菜素

· 降压功效全记录

芹菜中含有维生素 P 和芹菜素，对降压有益。维生素 P 可降低毛细血管的通透性，增加血管弹性，具有降血压功效，对原发性、妊娠性及更年期高血压都有食疗效果。芹菜素具有明显的降压作用。

营养成分	每 100 克含量
蛋白质	1.2 克
不溶性膳食纤维	1.2 克
胡萝卜素	340 微克
镁	18 毫克
钾	206 毫克

· 这样吃更降压

食用芹菜前，先将其放沸水中焯烫，一来可以保持颜色翠绿，更重要的是能减少烹饪时间，从而减少芹菜对油脂的吸收，对肥胖的高血压患者很有益处。

· 对哪种并发症有益

· 痛风

中老年朋友经常吃些芹菜，可以帮助中和体内的尿酸及其他酸性物质，对预防痛风有较好的效果。

特别提醒

科学研究发现，芹菜叶中有 10 种营养成分含量超过茎部，所以芹菜叶不要丢掉。

· 这样搭配更降压

芹菜 ＋ 百合　　清胃、润肺、止咳

芹菜性味甘寒，富含膳食纤维，百合味甘性平，二者搭配食用可清胃涤热、润肺止咳，肺部不适以及咳嗽的高血压患者可以适当食用。

炝芹菜腐竹

补血、降压

材料·芹菜 100 克，水发腐竹 75 克。

调料·葱花、盐、花椒各适量。

做法·

1. 水发腐竹洗净，切段；芹菜洗净，切段，倒入沸水中焯熟，晾凉；取盘，放入腐竹段、芹菜段、盐。

2. 炒锅倒入植物油烧至七成热，下葱花、花椒炒出香味，关火，将炒锅内的油连同葱花和花椒一同淋在腐竹段和芹菜段上拌匀即可。

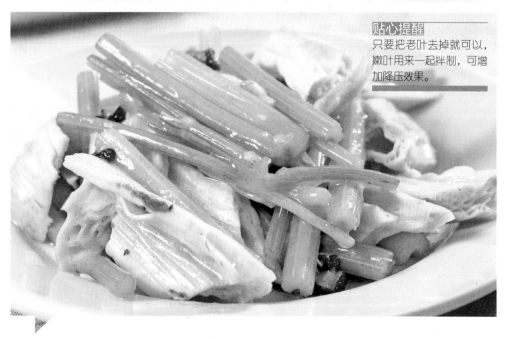

贴心提醒
只要把老叶去掉就可以，嫩叶用来一起拌制，可增加降压效果。

降压食物组合			
菜名	食物组合	菜名	食物组合
芹菜炒鸡蛋	芹菜＋鸡蛋	白合炒芹菜	芹菜＋白合
芹菜猪肉包	芹菜＋猪肉＋面粉	芹菜绿豆汤	芹菜＋绿豆
菠萝芹菜番茄汁	菠萝＋芹菜＋番茄	花生仁拌芹菜	芹菜＋花生仁

西蓝花

通畅血管

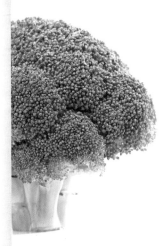

每天 100 克
为宜。

焗西蓝花
西蓝花洗净后，煮熟焗
拌食用，能减少对降压
成分的破坏。

· 降压功效全记录

西蓝花中含有黄酮和胆碱，对血压有调节作用。黄酮可以增强血管壁弹性，使血液流通顺畅，达到调节血压的作用。所含的胆碱能够促进体内脂肪的代谢，降低血压。

营养成分	每 100 克含量
蛋白质	4.1 克
不溶性膳食纤维	1.6 克
胡萝卜素	7210 微克
维生素 C	51 毫克
钙	67 毫克

· 这样吃更降压

在吃西蓝花的时候，记得要多嚼几次，这样更有利于营养的吸收，起到更充分的降压效果。

· 对哪种并发症有益

· 糖尿病

西蓝花含有丰富的微量元素铬，可以帮助改善 2 型糖尿病患者的糖耐量，可以作为糖尿病患者的理想食品之一。

特别提醒
西蓝花中常残留农药，容易生菜虫，在吃之前，最好将西蓝花放在盐水里浸泡几分钟，不但可以除虫，还可去除残留的农药。

· 这样搭配更降压

西蓝花 ＋ 香菇 降压降脂

西蓝花含维生素 C，可促进组织对葡萄糖的利用；香菇可降低胆固醇，两者共用有降脂、降压的作用。

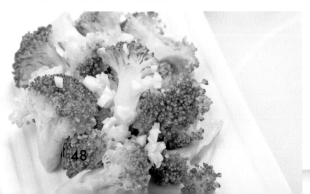

西蓝花炒虾仁

缓解高血压肾阳不足

材料·新鲜虾仁 80 克，西蓝花 200 克。

调料·蒜末 5 克，料酒 10 克，盐 3 克。

做法·

1. 西蓝花去柄，掰小朵，洗净，用沸水焯烫；虾仁洗净，去虾线，用沸水焯烫，晾凉，沥水。

2. 炒锅上火，倒油烧热，放入蒜末爆香，加入虾仁翻炒。

3. 烹入料酒，倒入西蓝花用大火爆炒，加盐调味即可。

贴心提醒
炒的时间不宜过长，可更好地保存西蓝花的降压功效。

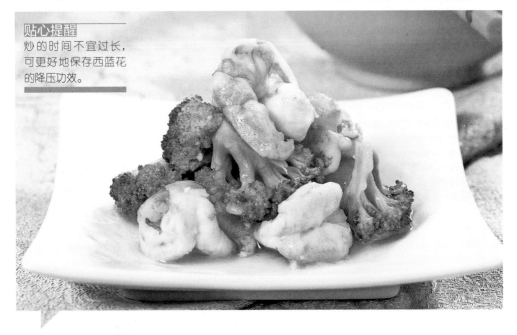

降压食物组合			
菜名	食物组合	菜名	食物组合
木耳拌西蓝花	西蓝花 + 木耳	西蓝花炒番茄	西蓝花 + 番茄
西蓝花炒牛肉	西蓝花 + 牛肉	西蓝花炒藕片	西蓝花 + 藕片
双菇西蓝花	西蓝花 + 香菇 + 口蘑	西蓝花豆腐烧腐竹	西蓝花 + 豆腐 + 腐竹

土豆

排钠降压，
降低脑卒中
的发病率

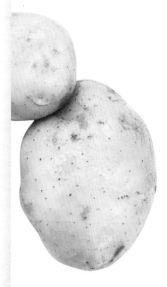

每天 100 克为宜，
相当于 1 个拳头大小
的土豆。

降压金牌营养素 | 钾 膳食纤维

· 降压功效全记录

土豆富含钾，可以促进钠排出，使血压下降。同时土豆所含有的膳食纤维能宽肠通便，及时排泄毒素，预防便秘，防止便秘所引发的血压升高。

营养成分	每 100 克含量
蛋白质	2.1 克
膳食纤维	1.4 克
碳水化合物	17.2 克
维生素 B_2	0.04 毫克
钾	342 毫克

· 这样吃更降压

1. 切好的土豆不宜放在水中长时间浸泡，否则会使土豆中的维生素 C、钾等具有降压功效的营养素大量流失，如想泡去一些淀粉，不要超过 5 分钟。

2. 给土豆削皮时，只应该削掉薄薄的一层，因为土豆皮下面的汁液有丰富的降压元素钾。

· 对哪种并发症有益

· 脑卒中

土豆中含有的钾能帮助人体排出多余的钠元素，可防止血压升高，降低脑卒中的发病率。每周吃 5~6 个土豆，可使脑卒中的发生率下降。

特别提醒

1. 不宜食用发芽或皮色发青的土豆，会引起龙葵素中毒，出现呕吐等不适症状。
2. 在吃薯类时，要相应地减少主食的摄取量。

· 这样搭配更降压

土豆 + 香蕉 ✅ 降压功效

香蕉和土豆均富含具有降压功效的钾元素，二者搭配食用，降压效果更好。

最佳食谱

洋葱炒土豆片

稳定血压、预防血栓

材料 · 洋葱 100 克，土豆 200 克。

调料 · 盐适量。

做法 ·

1. 洋葱剥去老膜，去蒂，洗净，切丝；土豆去皮，洗净，切片。

2. 炒锅置火上，倒入植物油，待油温烧至七成热，倒入土豆片翻炒均匀，加适量水烧熟，放入洋葱丝炒熟。

3. 用盐调味即可。

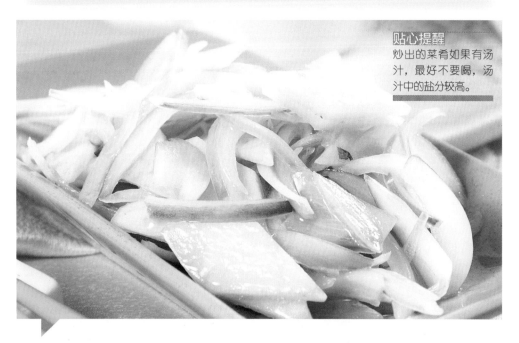

贴心提醒

炒出的菜肴如果有汤汁，最好不要喝，汤汁中的盐分较高。

降压食物组合

菜名	食物组合	菜名	食物组合
土豆蘑菇汤	土豆＋蘑菇	芹菜炒土豆片	芹菜＋土豆
土豆烧豆角	土豆＋豆角＋瘦肉	醋熘土豆丝	土豆＋醋
土豆炖南瓜	土豆＋南瓜	青椒炒土豆丝	青椒＋土豆

胡萝卜

防止水肿的降压食品

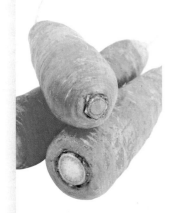

降压金牌营养素 | 琥珀酸钾 槲皮素

· 降压功效全记录

胡萝卜中含有琥珀酸钾，有降血压的功效，槲皮素可促进冠状动脉血流量，加强血液循环，可将滞留于细胞中多余的水分排出体外，有益于心肺功能，还能防止水肿。

营养成分	每100克含量
蛋白质	1克
不溶性膳食纤维	1.1克
胡萝卜素	4130微克
维生素 B_2	0.03毫克
叶酸	4.8微克

· 这样吃更降压

胡萝卜中所含的胡萝卜素属脂溶性物质，在食用胡萝卜时，最好先用油类烹调，可以保证胡萝卜素被人体更好地吸收利用，对视力健康有很好的作用。或者同肉类食品一同进食。

· 对哪种并发症有益

· 便秘

胡萝卜含有较丰富的膳食纤维，吸水性强，是肠道中的"充盈物质"，能够加强肠道蠕动，防治高血压患者出现便秘。

> **特别提醒**
>
> 在饮酒时不要吃胡萝卜，因为胡萝卜所含的胡萝卜素与酒精一同进入人体后，会在肝脏中产生毒素，损害肝细胞，对肝脏健康不利。

· 这样搭配更降压

胡萝卜 + 苦瓜 稳定血糖、降压、降脂

苦瓜和胡萝卜均含有降糖元素，二者搭配食用，可以促进肾上腺素的合成，并能够起到降压、稳定血糖、降脂、强心的良好作用。

每天70克为宜。

牛肉胡萝卜汤

补身健体

材料·牛瘦肉 100 克，胡萝卜 200 克。

调料·料酒、大料、姜片、盐、花椒各适量。

做法·

1. 将牛肉洗净，切成小块；将胡萝卜洗净，削去皮，切成斜块。

2. 牛肉用水汆烫一下，捞出倒入沸水中，加入花椒、大料、姜片、料酒改用小火煨，至七成熟时，放入胡萝卜块，加入盐煮熟即可。

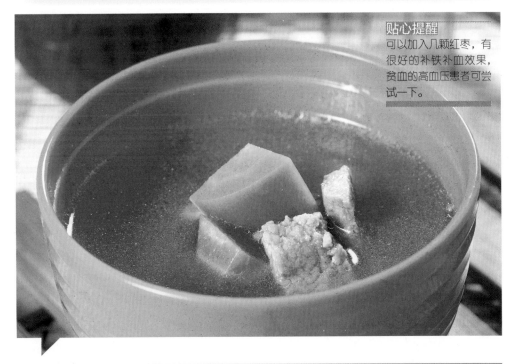

贴心提醒
可以加入几颗红枣，有很好的补铁补血效果，贫血的高血压患者可尝试一下。

降压食物组合			
菜名	食物组合	菜名	食物组合
胡萝卜炒木耳	胡萝卜 + 木耳	胡萝卜苹果姜汁	胡萝卜 + 苹果 + 生姜
胡萝卜绿豆米糊	胡萝卜 + 绿豆 + 大米	胡萝卜烧羊肉	胡萝卜 + 羊肉
菠菜拌胡萝卜	胡萝卜 + 菠菜	胡萝卜煎蛋	胡萝卜 + 鸡蛋

番茄

辅助治疗
高血压

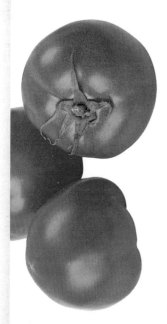

每天 200 克左右
为宜。

降压金牌营养素 | 钾

·降压功效全记录

番茄中含有钾等矿物质，能促进血中钠盐的排出，达到辅助治疗高血压的作用，还能利尿。

营养成分	每 100 克含量
蛋白质	0.9 克
不溶性膳食纤维	0.5 克
维生素 C	19 毫克
维生素 B_2	0.03 毫克
钾	163 毫克

·这样吃更降压

如果想更多的补充番茄红素，可以炒着吃、炖着吃，热加工可破坏番茄的细胞组织，使番茄中的营养物质更易被人体消化吸收。在烹调中加入少量油还能促进脂溶性营养物质——番茄红素的吸收利用，更好地起到预防动脉硬化、脑血栓的作用，对高血压患者的血管健康大有益处。

·对哪种并发症有益

·动脉硬化

番茄中含有丰富的维生素 C、芦丁和番茄红素，可降低血液中的胆固醇含量，起到预防动脉硬化的作用。

特别提醒
1. 未成熟的青色番茄含有龙葵碱，可导致中毒，不宜食用。
2. 由于番茄含有胶质、果质、柿胶酚等成分，能与胃酸结合生成块状结石，造成胃部胀痛，因此空腹时不要大量吃番茄。

·这样搭配更降压

番茄 + 土豆 **维持血压稳定**

番茄与土豆中所含的钾和维生素有助于维持体内盐分的平衡，促进血液循环，维持血压稳定。

最佳食谱

番茄炖豆腐

降压调脂

材料·番茄 200 克，豆腐 350 克。

调料·葱花 5 克，盐 2 克。

做法·

1. 番茄洗净切片；豆腐洗净，切成块，放淡盐水中泡 5 分钟。

2. 油锅烧热，爆香葱花，放入番茄片煸炒三四分钟，炒至番茄成汤汁状。

3. 放入豆腐块，加适量水，大火烧开后改中小火慢炖 15 分钟左右，放盐，收汤即可。

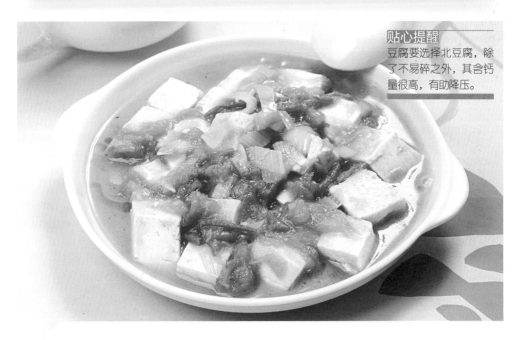

贴心提醒
豆腐要选择北豆腐，除了不易碎之外，其含钙量很高，有助降压。

降压食物组合			
菜名	食物组合	菜名	食物组合
番茄炖豆腐	番茄 + 豆腐	番茄西瓜汁	番茄 + 西瓜
番茄芹菜汁	番茄 + 芹菜	番茄莴笋	番茄 + 莴笋
番茄烧茄子	番茄 + 茄子	番茄西蓝花	番茄 + 西蓝花

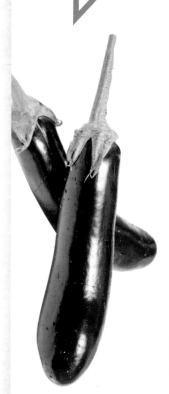

茄 子

促进钠排出

降压金牌营养素 | 膳食纤维 钙

·降压功效全记录

茄子中含膳食纤维和钙，前者能避免胆固醇沉积在血管壁而造成血压升高，还能促进钠的排出，降低血压。钙能减轻钠对血压的不利影响。

营养成分	每 100 克含量
蛋白质	1.1 克
碳水化合物	4.9 克
膳食纤维	1.9 克
钾	142 毫克
钙	24 毫克

·这样吃更降压

茄子皮中含有大量营养成分，包括降压成分，还有一些有益健康的化合物在茄子皮中的含量比肉质部分也不逊色，因此食用茄子最好带皮吃，对降压也有很好的效果。

·对哪种并发症有益

·出血性疾病

茄子有改善毛细血管脆性的作用，能防止小血管出血，对各种出血性疾病有一定的防治效果。

特别提醒

炒茄子时先小火干炒一下，等到水分被炒掉，茄肉变软之后，再用油烧制，可以减少茄子吸入过多油脂，防止脂肪摄入过多。

·这样搭配更降压

茄子 ＋ 苦瓜 保护心血管

茄子和苦瓜搭配食用，可保护高血压患者的心血管健康，是非常理想的菜品。

每天 200 克
为宜。

蒜泥茄子
茄子蒸熟，加蒜泥，还可以加上少许焯熟的香菇一起食用，可增强降压效果。

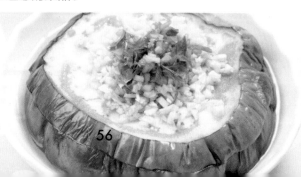

蒜蓉烤茄子

清热解毒

材料 · 长茄子 300 克，肉末 100 克。

调料 · 蒜蓉、姜蓉、盐、白糖、生抽、葱花、香油各少许。

做法 ·

1. 肉末、蒜蓉、姜蓉、盐、白糖、生抽、植物油、水拌匀成馅料。

2. 茄子洗净，在中间划一刀，不要划穿，放进预热 200℃ 的微波炉里转 2 分钟；取出，将茄子扒开，将馅料抹进茄子，再放入微波炉继续烤 10 分钟，至茄肉软烂时取出，撒葱花、滴香油即可。

贴心提醒
盐、白糖的比例
为 1:2 较好。

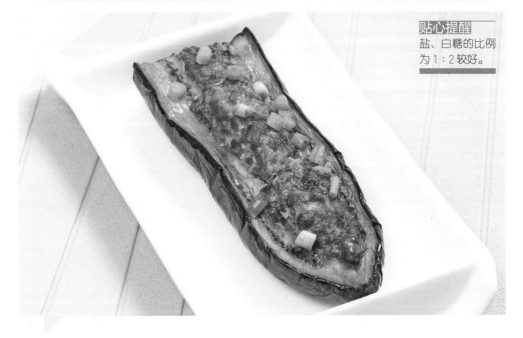

降压食物组合			
菜名	食物组合	菜名	食物组合
地三鲜	茄子 + 土豆 + 青椒	茄子粥	茄子 + 大米
番茄炒茄子	番茄 + 茄子	松仁茄子	松子仁 + 茄子
彩椒炒茄子	青椒 + 红椒 + 茄子	鲇鱼烧茄子	鲇鱼 + 茄子

洋 葱

预防血栓

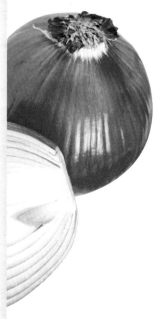

·降压功效全记录

洋葱为目前所知唯一含前列腺素 A 的蔬菜，前列腺素 A 能扩张血管、降低血黏度，从而降低血压；还含有天然的血液稀释剂，有预防血栓形成的功效。

营养成分	每 100 克含量
蛋白质	1.1 克
膳食纤维	0.9 克
碳水化合物	9.0 克
钾	147 毫克
钙	24 毫克

·这样吃更降压

生吃洋葱有助于降压，且每天坚持吃 25～50 克，对高血压、高脂血症、糖尿病都能起到一定的控制作用。

·对哪种并发症有益

·糖尿病

洋葱中含有与降血糖药"甲苯磺丁脲"类似的槲皮素，能刺激胰岛素合成及释放，帮助细胞更好地利用葡萄糖，恢复胰岛细胞功能，帮助平稳餐后低血糖。

特别提醒

洋葱一次不宜食用过多，容易引起发热。

每天 50 克
为宜。

·这样搭配更降压

洋葱 + 牛肉 降脂

牛肉和洋葱搭配食用，可防止人体过量吸收牛肉中的胆固醇和脂肪，也是酸碱食物搭配食用的理想选择，有益高血压、高脂血症患者的身体健康。

洋葱银耳羹
洋葱条与泡好的银耳一同炖熟。最好选择紫皮洋葱，其所含的降压成分较白皮的含量更高些。

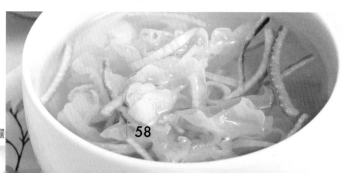

最佳食谱

猪肝炒洋葱

预防贫血和视疲劳

材料·洋葱 150 克，猪肝 100 克。

调料·料酒、水淀粉、葱花、花椒粉、盐各适量。

做法·

1. 猪肝去净筋膜，洗净，切片，用料酒和水淀粉腌渍 15 分钟；洋葱去老膜，洗净，切片。

2. 炒锅置火上，倒入适量植物油，待油温烧至七成热，加葱花、花椒粉炒香，放入猪肝片滑熟。

3. 放入切好的洋葱片炒熟，用盐调味即可。

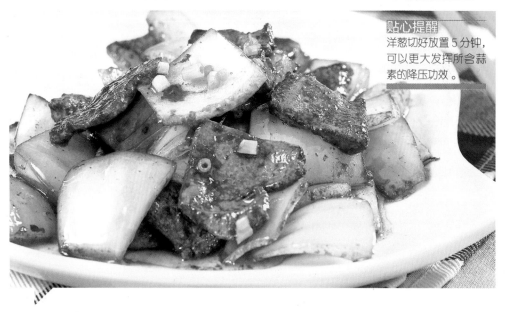

贴心提醒
洋葱切好放置 5 分钟，可以更大发挥所含蒜素的降压功效。

降压食物组合

菜名	食物组合	菜名	食物组合
洋葱芹菜	洋葱＋芹菜	洋葱雪梨汁	洋葱＋雪梨
洋葱焖猪排	洋葱＋猪排	青椒洋葱	洋葱＋青椒
洋葱虾泥	洋葱＋鸡蛋＋虾仁	洋葱粥	洋葱＋大米

黄瓜

辅助降压

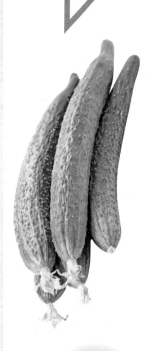

每天1根
为宜。

黄瓜生吃，尤其适合在夏
季食用，解暑消渴。

降压金牌营养素 ｜ 异槲皮苷

· 降压功效全记录

黄瓜的绿色表皮中含有异槲皮苷，它有较好的利尿作用，可以使得血管壁细胞的含钠量下降，辅助降压。

营养成分	每100克含量
蛋白质	0.8克
碳水化合物	2.9克
胡萝卜素	90微克
维生素C	9.0毫克
钾	102毫克

· 这样吃更降压

吃黄瓜时，尾部要尽量留下，因为含有抗癌作用的苦味素，对高血压患者而言，也是很有益处的。

· 对哪种并发症有益

· 肿瘤

黄瓜中含有的葫芦素C，具有提高人体免疫功能的作用，可抗肿瘤，还有预防动脉粥样硬化的作用。

特别提醒

黄瓜尾部不要全去掉，其富含较多的对降血压有益的苦味素。

· 这样搭配更降压

黄瓜 + 豆腐　　降压解毒

黄瓜搭配豆腐一起食用，除了营养互补，降压利尿外，夏季食用还有很好的清热解毒、消炎、润肺除燥的效果。

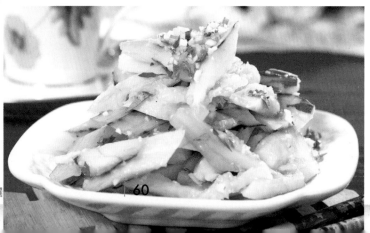

最佳食谱

黄瓜炒虾仁

健脑、养胃、润肠

材料·虾仁 150 克，嫩黄瓜 200 克，红甜椒 50 克。

调料·盐、料酒、清汤各适量。

做法·

1. 虾仁洗净；嫩黄瓜洗净，切成和虾仁差不多大小的厚片；红甜椒洗净，去蒂，切条。

2. 把清汤、料酒、盐放在碗里，调成味汁。

3. 炒锅烧热，倒入植物油烧热，放入虾仁炒至变色，加黄瓜片和红甜椒条翻炒几下，淋入调好的味汁，翻炒均匀即可。

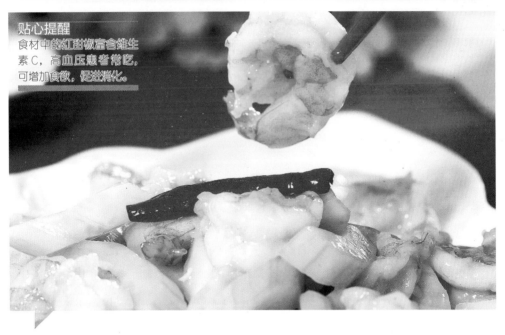

贴心提醒
食材中的红甜椒富含维生素 C，高血压患者常吃，可增加食欲，促进消化。

降压食物组合

菜名	食物组合	菜名	食物组合
黄瓜木耳汤	黄瓜＋木耳	黄瓜炒小虾	黄瓜＋虾
黄瓜拌金针菇	黄瓜＋金针菇	黄瓜炒肉丁	黄瓜＋猪瘦肉
黄瓜炒柿子椒	黄瓜＋柿子椒	黄瓜拌银耳	黄瓜＋银耳

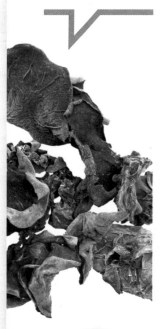

木耳

辅助治疗高血压的高钾食物

每天50~70克为宜（水发）。

木耳拌黄瓜
木耳中的磷脂成分能分解胆固醇和甘油三酯，促进血液循环。经常食用，舒张压和收缩压都会有所下降。

降压金牌营养素 | 钾 膳食纤维

· 降压功效全记录

木耳是典型的高钾食物，对高血压有较好的辅助治疗作用，还能防止血栓形成。其含有的膳食纤维能促进胃肠蠕动，减少对脂肪的吸收，去脂减肥。

营养成分	每100克含量
蛋白质	12.1克
碳水化合物	65.6克
不溶性膳食纤维	29.9克
维生素 B$_2$	0.44毫克
钾	757毫克

· 这样吃更降压

用木耳煮汤、炒食、凉拌等都是很好的选择，坚持长期适量食用能起到很好的控制血压的效果。

· 对哪种并发症有益

· **动脉粥样硬化**

木耳含有木耳多糖，可明显降低甘油三酯和血清总胆固醇的含量，起到降胆固醇的作用，具有减轻动脉粥样硬化的功效。

特别提醒
木耳容易导致滑肠，慢性腹泻的病人要慎食，以免加重腹泻症状。

· 这样搭配更降压

木耳 + 豆腐 预防高脂血症

二者均为健康食品，搭配食用能降低人体内的胆固醇，可以帮助预防高血压患者出现高脂血症。

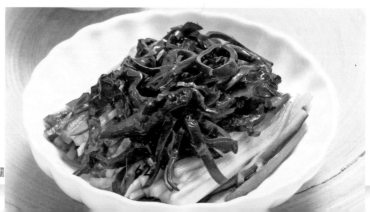

最佳食谱

青椒炒木耳
增强免疫、助消化

材料·水发木耳 200 克，胡萝卜 100 克，青椒 80 克。

调料·葱丝、姜丝各 5 克，盐 2 克。

做法·

1. 水发木耳去蒂洗净，撕小朵。

2. 胡萝卜洗净，切丝；青椒洗净，去蒂及子，切丝。

3. 锅置火上，放油烧热，爆香葱丝、姜丝。

4. 加木耳、胡萝卜丝、青椒丝翻炒，加盐和少量水炒熟即可。

贴心提醒
青椒可以选择微辣的，
更能促进食欲。

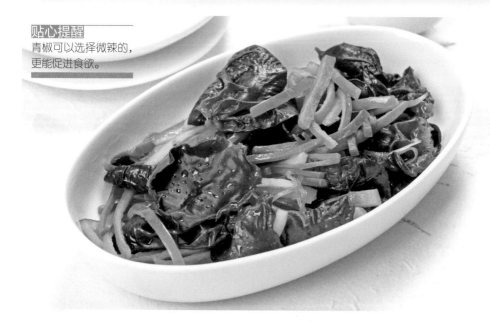

降压食物组合			
菜名	食物组合	菜名	食物组合
凉拌双耳	银耳 + 木耳	木耳酸辣汤	木耳 + 鸡血 + 豆腐干 + 鸡蛋
木耳炝苦瓜	木耳 + 苦瓜	木耳拌豆芽	木耳 + 黄豆芽
木耳圆白菜	木耳 + 圆白菜	木耳烧腐竹	木耳 + 腐竹

香菇

保护血管

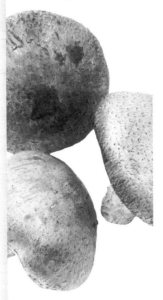

每天 4~6 朵
为宜。

降压金牌营养素 ｜ 胆碱

·降压功效全记录

香菇中含有胆碱成分，可帮助机体分解血液中同型半胱氨酸，保护血管健康，从而降低血压。

营养成分（干香菇）	每 100 克含量
蛋白质	20.0 克
碳水化合物	61.7 克
维生素 B_2	1.26 毫克
烟酸	20.5 毫克
硒	6.42 微克

·这样吃更降压

因为香菇所含的维生素和香菇嘌呤都是水溶性的，所以在食用前浸泡的时间不宜过长，以最大程度地保存其降压营养素。

·对哪种并发症有益

·冠心病

香菇中含有酪氨酸氧化酶以及某些核酸类物质，能起到降胆固醇及血脂的作用，还可预防冠心病以及动脉粥样硬化、糖尿病。

特别提醒

香菇嘌呤含量很高，尿酸高或有痛风的患者不宜吃香菇。

·这样搭配更降压

香菇 + 木瓜 减脂降压

木瓜中含有木瓜蛋白酶和脂肪酶，与香菇搭配同食，可以起到降压减脂的作用。

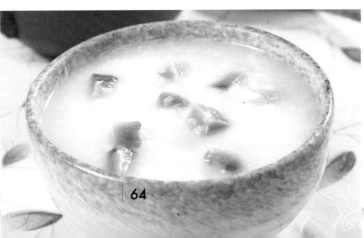

香菇粥
早上空腹喝一碗香菇粥，能够降压、降脂、预防感冒。

最佳食谱

山药香菇鸡

健脾养胃

材料·山药 150 克，鸡肉 100 克，鲜香菇 4 朵。

调料·料酒、酱油、盐、白糖各适量。

做法·

1. 山药洗净去皮，切小块；香菇去蒂，切小块；鸡肉洗净，剁成小块，放入沸水中氽去血水，然后洗净沥干水分。

2. 将鸡肉块放入锅内，加入料酒、酱油、盐、白糖和适量清水，并放入香菇块同煮，大火烧沸后改小火继续炖 15 分钟，然后加入山药块煮至熟，收至汤汁稍干即可。

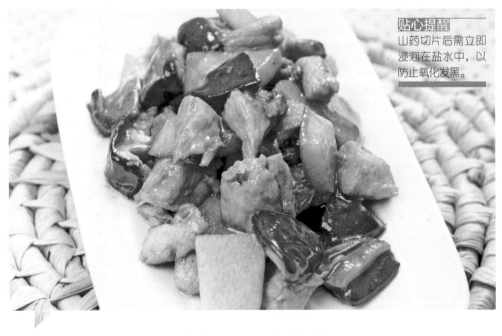

贴心提醒
山药切片后需立即浸泡在盐水中，以防止氧化发黑。

降压食物组合			
菜名	食物组合	菜名	食物组合
香菇炖甲鱼	香菇＋甲鱼	香菇油菜	香菇＋油菜
香菇烧芹菜	香菇＋芹菜	香菇炒白菜	香菇＋白菜
香菇烧丝瓜	香菇＋丝瓜	香菇紫菜汤	香菇＋紫菜

肉禽水产类

鸡 肉

降低血压的
家常肉

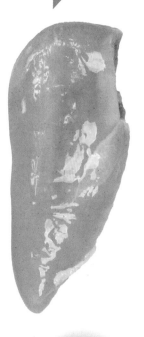

每天 50~75 克
为宜。

鸡丝豌豆汤
鸡肉搭配豌豆煮汤，有
很好的温中益气、补虚
填精、健脾活血的功效，
适合脾胃虚弱的高血压
患者食用。

降压金牌营养素 | 镁

· 降压功效全记录

　　鸡肉含镁，能稳定血管平滑肌细胞膜的钙通道，激活钙泵，泵入钾离子，限制钠内流，还可减少去甲肾上腺素的释放，起到降低血压的作用。

营养成分	每 100 克含量
蛋白质	19.3 克
维生素 B$_1$	0.05 毫克
维生素 B$_2$	0.09 毫克
镁	19 毫克
钾	251 毫克

· 这样吃更降压

　　用鸡肉炖汤喝，是较科学的一种，能让鸡肉中的营养充分释放到汤中，更利于人体吸收，降压作用更明显。

· 对哪种并发症有益

· 脂肪肝

　　鸡肉中含有丰富的 B 族维生素，能修复破损的血管，阻止胆固醇的沉积，还可加速排泄肝脏中的脂肪，避免脂肪肝的形成。

特别提醒
鸡屁股是淋巴最集中的部分，容易储存病菌、致癌物等，烹饪时要去掉。

· 这样搭配更降压

腰果 + 鸡肉 **补体健身**

　　腰果能提高机体内好胆固醇水平，降低坏胆固醇水平；鸡肉是低脂、高蛋白的肉食，二者同食，可均衡营养，对高血压患者有很好的补体健身功效。

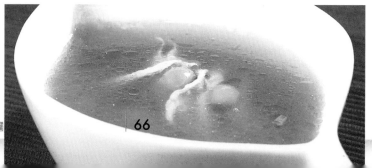

最佳食谱

土豆鸡肉粥
提高抵抗力

材料· 鸡肉 50 克，大米、土豆各 100 克。

调料· 盐、香油各适量。

做法·

1. 将大米淘洗干净，浸泡；鸡肉洗净，氽水；土豆洗净，去皮，切丁，待用。

2. 锅置火上，加入适量清水煮沸，放入鸡肉，用小火煮 20 分钟，捞出，沥干。

3. 把洗好的大米、土豆丁倒入鸡汤锅中，煮沸后用小火熬至黏稠，加盐调味，把鸡肉切片，撒在粥面上，淋上香油即可。

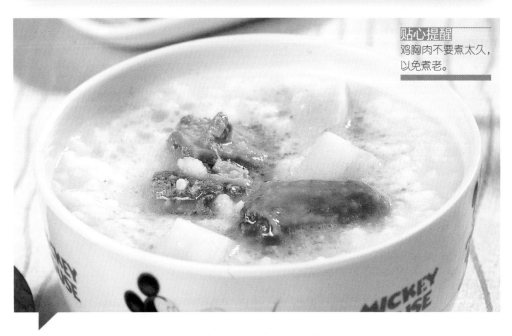

贴心提醒
鸡胸肉不要煮太久，以免煮老。

降压食物组合			
菜名	食物组合	菜名	食物组合
胡萝卜西芹鸡肉粥	胡萝卜 + 西芹 + 鸡肉 + 大米	香菇鸡肉粥	香菇 + 鸡肉 + 大米
菜花鸡肉汤	菜花 + 鸡肉	菠菜鸡肉汤	菠菜 + 鸡肉
香瓜鸡肉	香瓜 + 鸡肉	番茄鸡肉羹	鸡肉 + 番茄

鸭 肉

清热润燥
降血压

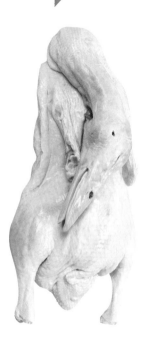

每天 50~75 克
为宜。

· 降压功效全记录

鸭肉中锌的含量较丰富，它能防止镉增高而诱发的高血压。且中医认为，鸭肉有清热润燥的功效，对缓解血压升高引起的头晕目眩有很好的食疗效果。

营养成分	每 100 克含量
蛋白质	15.5 克
脂肪	19.7 克
维生素 B$_2$	0.22 毫克
硒	12.25 微克
锌	1.33 毫克

· 这样吃更降压

鸭肉中含氮浸出物较多，加少量盐煲汤食用时，汤味道鲜美，能够促进食欲。

· 对哪种并发症有益

· 高脂血症

鸭肉含有丰富的不饱和脂肪酸，有助于降低胆固醇，降低血脂浓度，对高脂血症有较好的食疗作用，还能保护心脑血管。

特别提醒

1. 烟熏和烘烤的鸭肉，加工后可产生致癌的苯并芘物质，因此不宜经常食用。

2. 在食用鸭肉前，先用醋浸泡半小时，可帮助去除腥味。

· 这样搭配更降压

鸭肉 + 海带 适合老年高血压患者

鸭肉和海带搭配食用，对老年人动脉硬化和高血压、心脏病有较好的食疗效果。

木耳鸭丝汤
木耳鸭丝汤有很好的滋补调养效果。

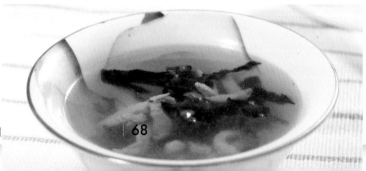

莲藕鸭肉汤

预防虚弱、水肿

材料· 鸭肉 150 克，莲藕 100 克。

调料· 姜片、葱段各适量，盐 2 克。

做法·

1. 鸭肉洗净，斩小块，汆一下；莲藕洗净去掉外皮，切成片。

2. 锅置火上，倒入适量清水，然后放入鸭肉块、莲藕片、姜片、葱段，大火烧开，转小火再煲 2 小时，最后去掉浮油加盐调味即可。

贴心提醒
可以放几片木瓜片，所含的酶能加速鸭肉熟烂，促进降压物质的溶出。

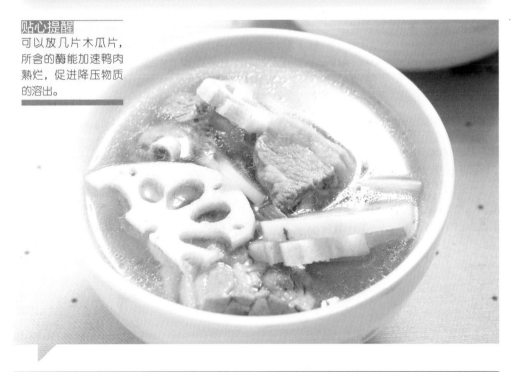

降压食物组合			
菜名	食物组合	菜名	食物组合
白菜鸭肉汤	白菜＋鸭肉	红豆冬瓜粥	红豆＋冬瓜＋大米
百合炖鸭肉	百合＋鸭肉	鸭肉拌黄瓜	鸭肉＋黄瓜
冬瓜薏米鸭肉汤	冬瓜＋薏米＋鸭肉	核桃鸭子	核桃＋鸭肉

牛 肉

优质降压肉

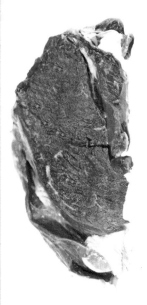

每天 50 克
为宜。

番茄牛肉
高血压患者适当吃些番茄牛肉，对控制血压有很好的作用，一周一两次即可。

降压金牌营养素 ┃ 钾

·降压功效全记录

牛肉含有钾，可抑制钠的吸收，促进钠的排泄，还可以对抗钠升高血压的不利影响，有助于减少降压药的用量。

营养成分	每 100 克含量
蛋白质	19.9 克
维生素 B_2	0.14 毫克
镁	20 毫克
锌	4.73 毫克
钾	216 毫克

·这样吃更降压

炖牛肉时，可以选择放一个山楂、一块橘皮或一点茶叶，这样牛肉易烂，降压的营养素更容易吸收。

·对哪种并发症有益

·心血管病

牛肉中的 B 族维生素，可预防或减少高血压、高脂血症等患者心血管病的发病率。

特别提醒

牛肉的肌肉纤维较粗糙，不易消化，老人、幼儿及消化能力较弱的人不宜多吃。

·这样搭配更降压

牛肉 ＋ 土豆 **帮助高血压患者补充体力**

牛肉富含蛋白质，搭配土豆，可以弥补土豆的不足，而土豆提供了足够的能量，减少了牛肉中蛋白质的消耗，既能帮助高血压患者补充体力，又有助于营养均衡。

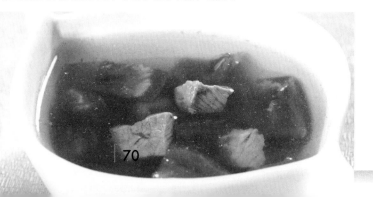

三文鱼

通畅血液帮助降血压

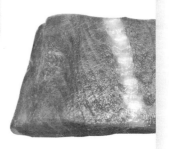

·降压功效全记录

三文鱼含有 ω-3 脂肪酸，可提升体内一氧化氮的水平，更好地舒张血管平滑肌，使血液流通顺畅，起到降低血压的作用。

营养成分	每100克含量
蛋白质	17.2 克
维生素 B₂	0.18 克
钙	13 毫克
锌	1.11 毫克
钾	361 毫克

·这样吃更降压

三文鱼生吃很美味，但是熟吃更能促进营养的吸收，尤其是消化功能不好的高血压患者还是以熟吃为主好。

·对哪种并发症有益

·血管疾病

三文鱼含有 ω-3 脂肪酸，能降低血液中甘油三酯水平，升高高密度脂蛋白胆固醇，增强血管弹性，防止血管疾病的发生。

特别提醒

如果三文鱼颜色变暗，表明肉质弹性已经下降，不要生吃了。

每天 60~80 克
为宜。

·这样搭配更降压

三文鱼 + 绿芥末 增强高血压患者抵抗力

生吃三文鱼，绿芥末是必不可少的，不但可以调味，还能提高高血压患者的食欲和抵抗力，对稳定病情、预防并发症也有好处。

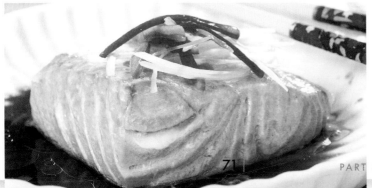

清蒸三文鱼

烹制三文鱼时放入几片柠檬或滴入新鲜的柠檬汁除了可以除腥，还能增加高血压患者对维生素 C 的吸收，增强免疫力。

海蜇

扩张血管、降低血压

· 降压功效全记录

海蜇是宴席上的佳肴，营养价值较高，食用海蜇可以补碘，还能扩张血管，降低血压。

营养成分	每100克含量
蛋白质	13.8克
铁	1.6毫克
钙	208毫克
维生素B$_2$	0.1毫克
钾	232毫克

· 这样吃更降压

海蜇一般都有较重的咸味，烹调前应用水浸泡去咸味，以免摄入过多的盐分。

· 对哪种并发症有益

动脉粥样硬化

海蜇含有的甘露多糖，对防治由高血压引起的动脉粥样硬化有一定功效。

特别提醒

1. 从事理发、纺织、粮食加工等与尘埃接触较多的工作人员宜常吃些海蜇，可以去尘积、清肠胃，保障身体健康。
2. 海蜇性凉，脾胃虚寒者慎食。

每天50克为宜。

· 这样搭配更降压

海蜇 + 木耳 润肠、降压

海蜇搭配木耳一同食用，能润肠、美肤嫩白，并能降压，经常食用，有益高血压患者的健康。

海蜇拌萝卜丝
海蜇烹调前用淡盐水浸泡，更容易去除其咸味，有助于高血压患者控制盐分的摄入量。

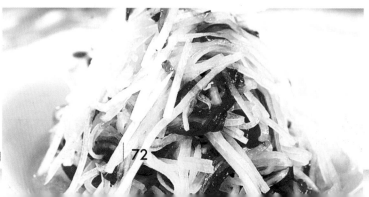

莴笋拌海蜇

清热凉血

材料·海蜇皮、莴笋各 150 克，红椒少许。

调料·盐、醋、香油各适量。

做法·

1. 海蜇皮用清水浸泡去盐分，洗净，切丝；莴笋去皮和叶，洗净，切丝，入沸水中焯透，捞出，沥干水分，晾凉；红椒洗净，切丝。

2. 取盘，放入莴笋丝、红椒丝和海蜇丝，用盐、醋和香油调味即可。

贴心提醒
海蜇本身味咸，凉拌时少放盐即可。

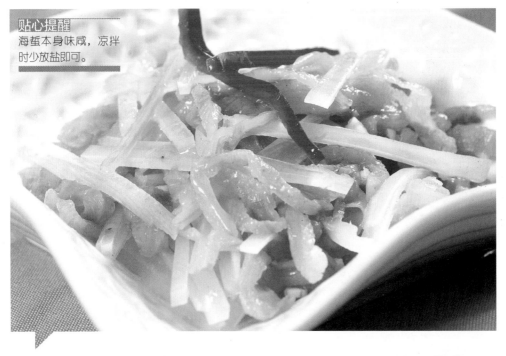

降压食物组合

菜名	食物组合	菜名	食物组合
白菜心拌海蜇	白菜 + 海蜇	海蜇荸荠汤	海蜇 + 荸荠
核桃海蜇拌菠菜	核桃 + 海蜇 + 菠菜	海蜇拌紫甘蓝	海蜇 + 紫甘蓝
韭香海蜇	韭菜 + 海蜇	黄瓜拌海蜇	黄瓜 + 海蜇

海带

降压物质丰富的海产品

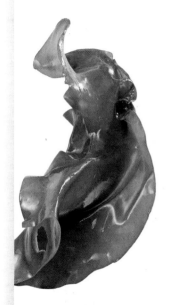

每天 100~150 克
为宜（水发）。

降压金牌营养素｜岩藻多糖　钾　钙　甘露醇

·降压功效全记录

海带中含有岩藻多糖、丰富的钾、钙以及甘露醇，对高血压患者都有很好的作用。岩藻多糖可防治血栓和因血液黏稠度增大而引起的血压上升，钾和钙具有扩张外周血管的作用，能降低血压，甘露醇也有利尿、降压的作用。

营养成分	每100克含量
蛋白质	1.1克
不溶性膳食纤维	0.9克
钙	241毫克
钾	222毫克
碘	113.9毫克

·这样吃更降压

海带水发以后，搭配其他食材凉拌、炖汤，都能充分利用海带所含的降压物质。

·对哪种并发症有益

·血管硬化

海带含不饱和脂肪酸和丰富的膳食纤维，可清除血管壁上的胆固醇，促进胆固醇的排泄，使血液的黏稠度降低，从而减少血管硬化的发生。

特别提醒

海带性寒凉，脾胃虚寒的人少吃为宜。

·这样搭配更降压

海带 + 豆腐　　平衡碘质

豆腐中含有皂角苷，会造成机体碘缺乏；海带含有丰富的碘，可以为人体补充碘，二者同食可维持体内碘元素平衡，防止高血压患者出现碘过多或过少。

最佳食谱

海带萝卜汤

预防虚弱、水肿

材料·白萝卜 250 克，水发海带 100 克。

调料·清汤、醋、酱油、胡椒粉、盐各适量。

做法·

1. 将白萝卜洗净，去皮，切片；水发海带洗净，切片，待用。

2. 锅置火上，倒入适量清汤，放入萝卜片、海带片，烧至萝卜、海带熟透，出锅前加醋、胡椒粉、酱油、盐调味即可。

贴心提醒
白萝卜的皮可以适当留下一些，因为萝卜皮中的降压营养素也很丰富。

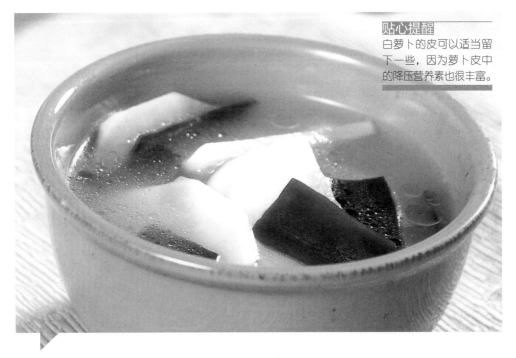

降压食物组合			
菜名	食物组合	菜名	食物组合
海带拌粉丝	海带＋粉丝	蒜泥海带	海带＋蒜泥
白菜海带丝	白菜＋海带	海带豆腐汤	海带＋豆腐
海带冬瓜汤	海带＋冬瓜	海带烧黄豆	海带＋黄豆＋红柿子椒

山楂

降脂、降压的小红果

降压金牌营养素｜山萜类　黄酮类　钙

·降压功效全记录

山楂中的山萜类、黄酮类成分及钙对高血压有益。山萜类及黄酮类可以显著扩张血管，达到降压作用，还能调节血脂及胆固醇含量。钙具有降低血脂、防止血栓的形成、降低血压的功效。

营养成分	每 100 克含量
不溶性膳食纤维	3.1 克
碳水化合物	25.1 克
维生素 C	53 毫克
钾	299 毫克
钙	52 毫克

·这样吃更降压

山楂适合在食用糯米和难消化的肉类等食物后食用，能够促进消化，还有很好的补体健身、降压降脂功效。

·对哪种并发症有益

动脉粥样硬化

山楂富含有机酸和维生素 C，两者能调节脂质代谢，增加或促进体内脂质的转化与排泄，显著降低血清胆固醇及甘油三酯，有效防治动脉粥样硬化的发生。

特别提醒
山楂不应该在空腹时食用，以免对胃黏膜造成不良刺激，有胃病的患者更要注意。

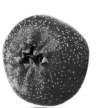

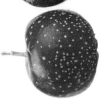

每天 50 克以内为宜。

·这样搭配更降压

山楂 + 蜂蜜 **降压活血**

山楂和蜂蜜两者适当搭配食用，不仅能够起到降压作用，还能活血散瘀。

山楂粥

促进胆固醇排出

材料·山楂 25 克，大米 100 克。

做法·

1. 山楂洗净，去子和蒂；大米淘洗干净。

2. 锅置火上，加入适量清水煮开，放入山楂、大米煮沸，改小火熬煮成粥即可。

贴心提醒
山楂要选择新鲜饱满的，
其降压效果才明显。

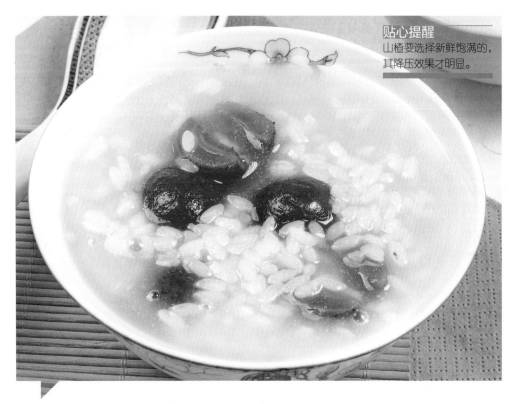

降压食物组合			
菜名	食物组合	菜名	食物组合
山楂炖豆腐	山楂＋豆腐	红豆山楂米糊	红豆＋山楂＋大米
山楂肉丁	山楂＋猪肉丁	山楂炖牛肉	山楂＋牛肉
栗子山楂羹	栗子＋山楂	山楂黄瓜汁	山楂＋黄瓜

西 瓜

预防高血压前期症状

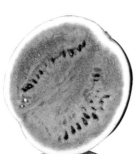

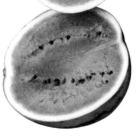

每天吃不超过500克为宜。

降压金牌营养素 | 配糖体 钾

·降压功效全记录

西瓜所含的配糖体成分有降低血压的作用。西瓜中钾元素很丰富，能够对抗钠升高血压的影响，对血管的损伤也有防护作用。西瓜还能利尿，能够辅助降压，经常适量吃些西瓜可降低血压和预防高血压前期症状。

营养成分	每 100 克含量
蛋白质	0.6 克
碳水化合物	5.8 克
胡萝卜素	450 微克
维生素 B_2	0.03 毫克
钾	87 毫克

·这样吃更降压

西瓜除了肉质部分有很好的降压作用外，用西瓜皮做一道清爽可口的凉拌小菜，也能帮助高血压患者开胃利尿。

·对哪种并发症有益

·心血管疾病

西瓜含有番茄红素，有超强的抗氧化力，能预防自由基对机体的破坏，防止坏胆固醇氧化沉积在血管壁上，从而预防心血管病。

特别提醒

西瓜的外皮含有丰富的维生素，有清热降压的功效，可用来凉拌、榨汁食用。

·这样搭配更降压

西瓜 + 绿茶 预防心脑血管疾病

西瓜和绿茶搭配，对高血压并发心脑血管疾病有很好的缓解作用。

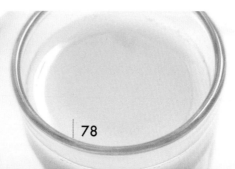

西瓜绿豆粥

清热消暑

材料 · 西瓜皮、大米各 100 克，绿豆 25 克。

做法 ·

1. 绿豆挑去杂质，用清水浸泡 6 ~ 12 小时，洗净；削去西瓜皮的外层，片去红瓤，洗净，切丁；大米淘洗干净。

2. 锅置火上，倒入大米和绿豆，加适量清水大火煮沸，转小火煮至大米和绿豆熟烂的稠粥，放入西瓜皮丁煮 5 分钟即可。

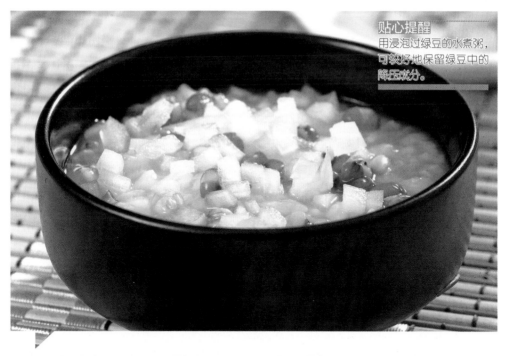

贴心提醒
用浸泡过绿豆的水煮粥，可较好地保留绿豆中的降压成分。

降压食物组合			
菜名	食物组合	菜名	食物组合
西瓜草莓沙拉	西瓜 + 草莓	西瓜皮炒毛豆	西瓜皮 + 毛豆
西瓜柠檬汁	西瓜 + 柠檬	西瓜黄瓜汁	黄瓜 + 西瓜
西瓜皮烧肉	西瓜皮 + 猪肉	生菜西瓜汁	西瓜 + 生菜

香蕉

抑制血压升高的高钾水果

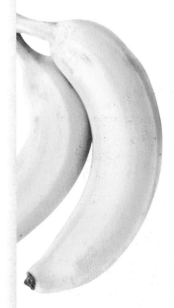

每天 1~2 根为宜。

降压金牌营养素 | 血管紧张素转化酶抑制物　钾

· 降压功效全记录

香蕉中含有血管紧张素转化酶抑制物质，能够抑制血压的升高。而且香蕉是富钾的常见水果之一，它能维持体内的钠钾平衡，保持神经肌肉的正常功能，使心肌收缩协调，适合高血压及心脑血管疾病患者食用。

营养成分	每 100 克含量
蛋白质	1.4 克
不溶性膳食纤维	1.2 克
维生素 B_2	0.04 毫克
钾	256 毫克
锰	0.65 毫克

· 这样吃更降压

香蕉除了生吃以外，炖汤、榨汁饮用也是很好的选择，可以增加食欲，营养也更全面。

· 对哪种并发症有益

· 高胆固醇血症

香蕉中含有水溶性及不溶性两种膳食纤维。前者能吸收肠内的胆汁酸，后者能促进胆固醇排泄，预防高胆固醇血症。

特别提醒

1. 香蕉性寒凉，脾胃虚弱者、腹泻者尽量少食。
2. 胃酸过多者忌食香蕉。

· 这样搭配更降压

香蕉 + 冰糖 通便泻火

二者搭配食用，适合便秘的高血压患者，有滋润肠燥、通便泻热、滋润肺燥及生津止渴的功效。

香蕉粥

防止皮肤干燥

材料·香蕉、糯米各 100 克。

做法·

1. 香蕉去皮，切丁；糯米淘洗干净。

2. 糯米放入锅中加适量水熬煮成粥，放入香蕉丁拌匀即可。

贴心提醒

加入适量的酸奶，粥更香滑，还能补充钙质、蛋白质，对高血压患者有益。

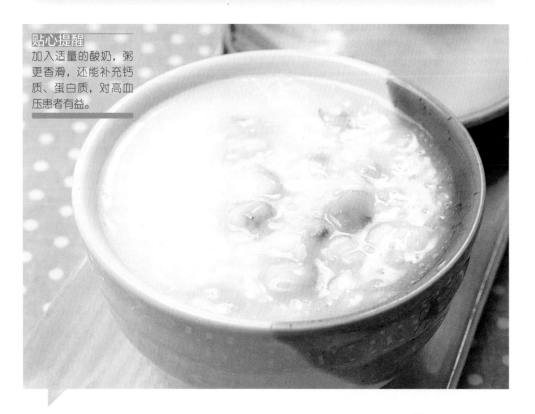

降压食物组合			
菜名	食物组合	菜名	食物组合
百合炖香蕉	百合＋香蕉	香蕉菠萝汁	香蕉＋菠萝
香蕉拌桃	香蕉＋桃子	香蕉牛奶饮	香蕉＋牛奶
香蕉西米羹	香蕉＋西米	木瓜香蕉汁	木瓜＋香蕉

柚 子

高钾低钠的降压好水果

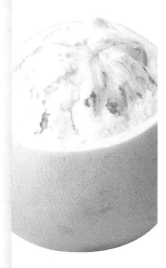

每天 50 克为宜。

降压金牌营养素｜钾　维生素 C

· 降压功效全记录

柚子富含钾元素，是高血压患者理想的食疗佳品。此外，柚子还富含维生素 C，能扩张血管，有利于帮助高血压患者控制病情。

营养成分	每 100 克含量
蛋白质	0.8 克
不溶性膳食纤维	0.4 克
碳水化合物	9.5 克
维生素 C	23 毫克
钾	119 毫克

· 这样吃更降压

做成柚子茶味道更好，增加了人体所需的微量元素，对降压有很好的促进作用。

· 对哪种并发症有益

· 动脉粥样硬化

柚子含有生理活性物质——皮苷，可降低血液黏稠度，减少血栓形成，能帮助预防心脑血管疾病的发生。

特别提醒

柚子性寒，有滑肠作用，经常腹泻的人要少吃。

· 这样搭配更降压

柚子　+　番茄　　高血压患者理想食品

柚子是很好的降压水果，番茄也能辅助降压，两者搭配，是高血压患者的理想选择。

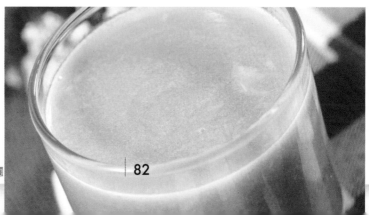

南瓜柚子牛奶

调节免疫功能

材料·南瓜 150 克,柚子 100 克,脱脂牛奶 400 克,蜂蜜适量。

做法·

1. 南瓜洗净,去瓤,切块,蒸熟后,去皮,晾凉备用;柚子去皮,去白色薄皮和子,切成小块。

2. 将上述食材连同牛奶倒入果汁机中搅打,打好后调入蜂蜜即可。

贴心提醒
嫩南瓜比老南瓜水分和维生素 C 的含量高些,打汁宜选择嫩南瓜。

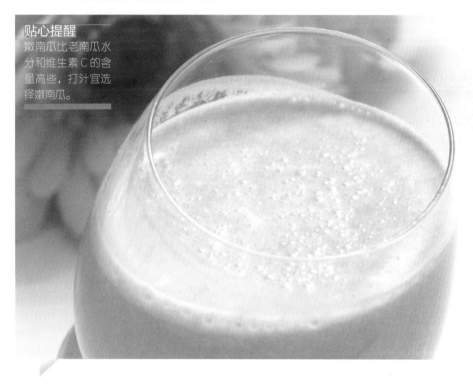

降压食物组合

菜名	食物组合	菜名	食物组合
蜂蜜柚子茶	蜂蜜 + 柚子	柚子清粥	柚子 + 大米
柚子枇杷百合饮	柚子 + 枇杷 + 百合	柚子粒拌丝瓜	柚子 + 丝瓜
番茄柚子汁	番茄 + 柚子	香橙蜜柚汁	橙子 + 柚子

桑葚

避免胆固醇沉积

·降压功效全记录

桑葚含有丰富的膳食纤维，可避免胆固醇沉积在血管壁上。桑葚含有的钾和硒，能够抑制血压升高。另外，桑葚还能促进钠的排出，降低血压。

营养成分	每100克含量
蛋白质	1.7克
不溶性膳食纤维	4.1克
维生素E	9.87毫克
钾	32毫克
硒	5.65微克

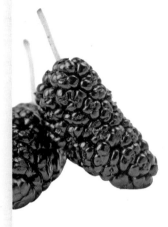

·这样吃更降压

高血压患者可以鲜食桑葚或者榨汁食用，而将桑葚晒干、处理后食用，会大大增加营养物质的含量，更能增加降压效果。

·对哪种并发症有益

·糖尿病

桑葚中含有花青素，抗氧化能力很强，可帮助机体清除自由基，保护胰岛 β 细胞，促进胰岛素分泌，平稳血糖。

特别提醒

脾胃虚寒以及便溏者不宜食用。

每天30~50克为宜。

·这样搭配更降压

桑葚 + 枸杞子 补益肝肾

桑葚和枸杞子均具有补益肝肾的作用，二者同食效果更佳，适合肝肾功能不好的高血压患者。

乌梅

保护血管，安眠清热

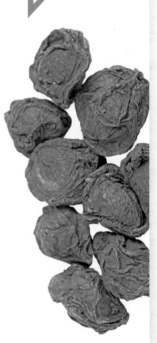

降压金牌营养素 | 钾　枸橼酸　苹果酸　琥珀酸

· 降压功效全记录

乌梅含钾多而含钠少，能对抗钠的升血压作用，对血管损伤起到防护作用，有益于高血压患者。乌梅所含的枸橼酸、苹果酸、琥珀酸，有降压、安眠、清热生津的作用。

· 这样吃更降压

取乌梅肉搭配生姜、绿茶一起煎汁，加粳米煮粥食用，除能帮助控制血压上升外，还能温中散寒。

· 对哪种并发症有益

· 动脉硬化

乌梅含维生素C，能氧化胆固醇，促进其排出，从而降低血液中胆固醇的含量，减少动脉硬化的概率。

特别提醒

女性在怀孕期间以及产后忌食乌梅。

· 这样搭配更降压

乌梅 + 红枣 和胃止呕

乌梅搭配红枣一起食用，具有和胃止呕的功效，高血压伴有肠道不好、经常恶心、呕吐的人可以选择两者搭配食用。

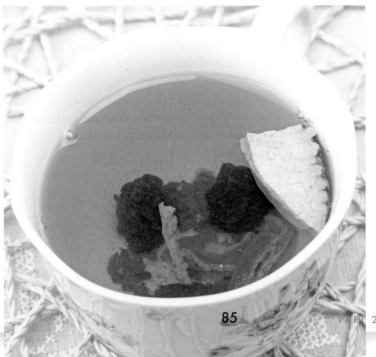

每天5~10克为宜。

乌梅泽泻茶

取乌梅2颗，泽泻、草决明各3克，何首乌、陈皮各2克。将上述材料用热水冲泡，盖盖子闷20分钟即可，能调压降脂。

川芎

增加冠状动脉血流量

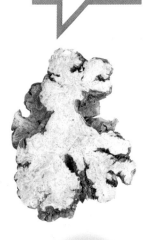

每天 3~10 克为宜，煎汤内服。

降压金牌营养素 | 川芎总生物碱 川芎嗪

·降压功效全记录

川芎含有的川芎总生物碱和川芎嗪能降低血管阻力，增加心脑血管血流量，扩张周围血管，起到降压的效果。

·这样吃更降压

川芎可以用来泡茶或者搭配其他中药（如白芷、当归等）煎汤服用，能辅助活血降压。

·对哪种并发症有益

·心脏病

川芎的水提液及其生物碱成分能扩张血管，增加冠状动脉的血流量，防止高血压患者出现心脏不适的状况，如心肌缺氧等。

特别提醒

川芎辛温升散，阴虚阳亢及肝阳上亢者不宜使用，月经过多、孕妇忌用。

·这样搭配更降压

川芎 + 白芷 祛风止痛

川芎有很好的活血功能，有止痛祛风的作用；白芷也有很好的活血止痛、排脓生肌的功效，两者搭配能帮助高血压患者活血排毒、祛风止痛。

当归川芎茶

取当归 6 克，川芎 2 克，将上述材料一起加沸水冲泡，盖盖子闷 10 分钟后饮用，能活血降压。

菊花

特别适合肝阳上亢型的高血压患者

· 降压功效全记录

菊花含有丰富的黄酮，具有降压的功效，特别适用于阴虚阳亢、肝阳上亢型的高血压患者。

· 这样吃更降压

1. 炎夏季节头昏脑胀、口干目赤时宜用白菊花。

2. 菊花水煎或冲泡宜先用盐水清洗，但不要浸泡太久，以免破坏菊花中的营养及功效。

· 对哪种并发症有益

· 脑出血

菊花具有平肝明目、清热解毒的功效。常用些菊花能减少高血压引起的脑梗死、脑出血等并发症的概率。

> **特别提醒**
> 1. 菊花与野菊花不同，药性等各方面有很大区别，野菊花有微毒，可引起食欲缺乏、上吐下泻等。
> 2. 菊花性微寒，脾胃虚弱的人不可久服水煎或冲泡的菊花水。

· 这样搭配更降压

菊花 ＋ 金银花　✅　平肝明目

用菊花加金银花同煎代茶饮，有平肝明目的特效，对高血压、动脉硬化患者有辅助疗效。

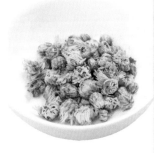

每日适宜用量：5~8克；水煎或冲泡。

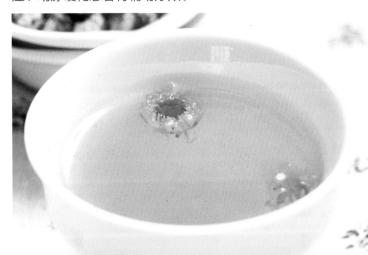

菊花茶
菊花尤以苏杭一带所生的大白菊或小白菊为佳。

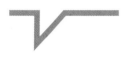

枸杞子

适合免疫力低的高血压患者食用

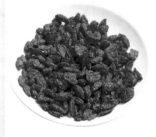

每天 6~15 克为宜，泡茶或煲汤等。

降压金牌营养素 | 枸杞多糖

·降压功效全记录

枸杞中的枸杞多糖是一种水溶性多糖，能清除自由基，保持血管壁的通畅，起到稳定血压的作用；还能调节免疫功能，免疫力低下的高血压患者可适当食用。

·这样吃更降压

枸杞子的烹调时间不宜过长，在炒菜或煲汤末放入，可防止降压成分的流失。

·对哪种并发症有益

·夜盲症

枸杞子含有非常丰富的胡萝卜素，对由肝血不足、肾阴亏虚引起的视物昏花和夜盲症有很好的辅助疗效。

特别提醒

枸杞性热，温热体质的人不宜多食。另外，发热的人不宜食用。

·这样搭配更降压

槐花 + 枸杞子 防止心脑血管意外

两者都有很好的降压作用，合用降血压降血脂的功效更佳，同时还能帮助防止心脑血管意外发生。

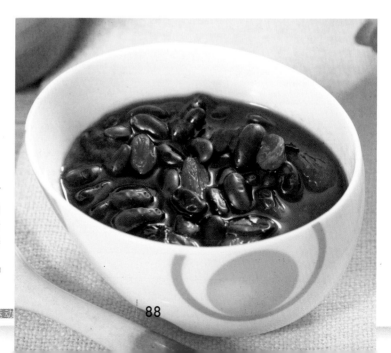

黑豆枸杞粥
此粥有很好的补肾明目效果，老年高血压患者经常食用，有助于改善腰膝酸软的症状。

决明子

肝阳上亢型高血压患者宜食

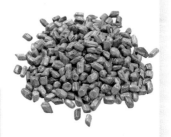

· 降压功效全记录

决明子的水皂角提取物，可使遗传性高血压患者收缩压、舒张压均明显降低，对伴有烦躁、头痛眩晕等症状的肝阳上亢型高血压患者，降压效果明显。

· 这样吃更降压

决明子（研成粉）泡茶服用，对高血压患者来说是很好的选择。

· 对哪种并发症有益

· 动脉硬化

决明子的乙醇提取物，能改善高脂血症患者的血脂水平，调节脂质代谢，起到延缓动脉硬化发生的作用。

特别提醒

1. 孕妇忌服决明子。
2. 脾胃虚寒、气血不足者不宜服用。

每天 8~15 克为宜，煎汤。

· 这样搭配更降压

决明子 + 蜂蜜 润肠通便

二者搭配具有润肠通便的功效，便秘的高血压、高脂血症患者可以选择食用，有很好的效果。

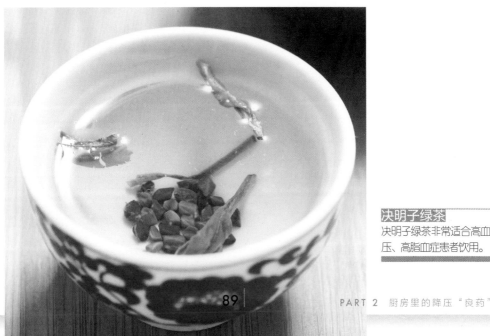

决明子绿茶
决明子绿茶非常适合高血压、高脂血症患者饮用。

天 麻

缓解血管平滑肌痉挛

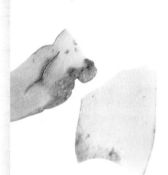

每天 8~15 克为宜，水煎服。

·降压功效全记录

天麻中的主要成分有枸橼酸、生物碱，两者能起到轻度降血压的作用。另外，天麻对血管平滑肌有解痉作用，可帮助改善血管顺应性下降所致的老年人高血压。

·这样吃更降压

天麻搭配其他中草药（如白术等）一起水煎服用，能够起到更好的降压作用。

·对哪种并发症有益

·心肌缺血

天麻通过增加脑血流量，降低脑血管阻力，收缩脑血管及增加冠状血管流量，减慢心率，从而起到保护心肌的作用。

特别提醒

由于天麻的主要成分为天麻苷，遇热极易挥发，因此，天麻在食用时不宜长时间用水煎。

·这样搭配更降压

天麻 ＋ 鱼头 缓解神经衰弱

二者合用可帮助缓解神经衰弱、眩晕头痛等症，能宁神、益气、养肝，对高脂血症、高血压都有不错的调养功效。

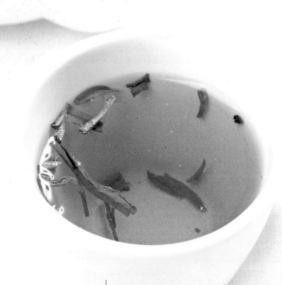

天麻钩藤茶
取天麻 5 克，钩藤 6 克，洗净后加水煎成汁，再煎煮 2 次。用汁泡绿茶，盖盖泡 10 分钟。此茶能够辅助降血压。

葛根

减少血管阻力，降血压

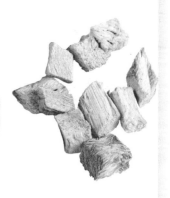

·降压功效全记录

葛根含有总黄酮和葛根素，两者能明显扩张冠状动脉，减少血管阻力，降低血压，非常适合伴有头痛、头晕、肢麻、耳鸣等症状的高血压患者。

·这样吃更降压

葛根磨成粉，煮粥服用，既能降压又能补充体力。

·对哪种并发症有益

·糖尿病

葛根中的葛根素以及黄酮类化合物，有降糖功能，可以辅助治疗糖尿病。

特别提醒

葛根性凉，孕妇与脾胃虚寒者不宜服用。

·这样搭配更降压

葛根粉 + 大米 补身体

葛根磨粉与大米煮粥食用，具有补身体、升举阳气的功效，适用于有心脑血管病并发症的高血压患者。

每天 10~15 克为宜，煎汤。

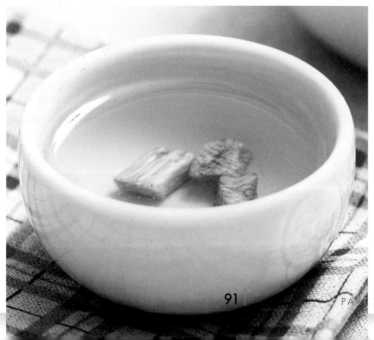

葛根茶

高血压患者经常服用葛根茶，能起到生津止渴的作用。

丹参

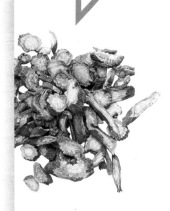

改善机体微循环

每天 5~15 克为宜，
煎汤、
浸酒或泡茶。

· 降压功效全记录

丹参含有的丹参酮、丹参素等营养成分，具有扩张外周血管，改善微循环的作用，可以降低血压，适用于瘀血阻络型、气血不足型高血压患者。

· 这样吃更降压

将丹参切片，与大米一起煮粥食用，对高血压患者有很好的补体健身作用，能改善患者的气血不足。

· 对哪种并发症有益

· **高脂血症**

丹参可调节血脂水平及降低血液黏稠度，对防治高脂血症有较好的效果。

特别提醒

1. 服用抗凝药的心脏病患者，不宜同时服用丹参，以免引起严重出血。

2. 丹参及含丹参的中成药不宜与麻黄碱、维生素 B_1、维生素 B_2 等合用，以免产生沉淀，降低药物的疗效。

· 这样搭配更降压

丹参 + 玉米 通便利尿降压

两者搭配，能通便利尿，调脂降压，对肝炎、肾结石、小便不畅也有很好的缓解效果。

丹参猪肝汤
高血压患者适当食用丹参猪肝汤，能起到降压、明目、补肝的作用。

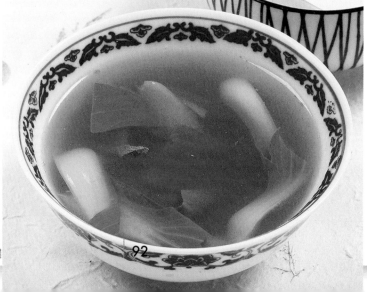

PART 3

对症饮食，赶走并发症

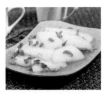
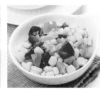
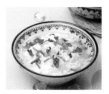

糖尿病 高血压并发

· 营养处方

1. 热量平衡。每天能量摄入控制在 20～25 千卡／千克标准体重。

2. 减少脂肪摄入。少吃含动物脂肪和胆固醇高的食物，如猪肝、牛肝、牛油等，每天烹调用油不超过 25 克，可以选用橄榄油、山茶油等植物油。

3. 蛋白质所提供的能量占总能量的 12%～15%，其中富含优质蛋白质的瘦肉、鱼、奶、大豆类应占 50% 左右。

4. 碳水化合物所提供的能量占总能量的 50%～60%，以淀粉类碳水化合物为主。

· 食材须知

类别	推荐食物	建议不吃
谷豆类	玉米、燕麦、红豆、绿豆、黄豆等	糯米
蔬果类	番茄、苹果、山楂、火龙果、西蓝花、芹菜、芦笋、芥菜、菠菜、茼蒿、茭白、紫甘蓝、洋葱等	红枣、柿子、桂圆、金橘、杨梅、甘蔗、枇杷、芒果等
水产、菌藻类	鲫鱼、鳝鱼、带鱼、海参、海带、紫菜、香菇、草菇、金针菇、银耳、木耳等	蟹黄、鱼肝、鱼子
肉蛋奶类	瘦牛肉、鸡肉、鸭肉、鸽肉、鹌鹑肉、牛奶、酸奶、鸡蛋等	肥肉、动物内脏、香肠、松花蛋等

· 饮食提醒

1. 不吃肥禽、肥肉及脂肪含量高的食物。不用烟熏、油煎、油炸的烹调方法。有条件的话，可食用橄榄油、山茶油等植物油。

2. 高糖食物易被机体吸收而促使血糖升高、增加胰岛的负担，从而加重病情。因此，不要吃糖果、蜂蜜及含糖饮料。尽量不喝酒或少量饮酒。

3. 不宜大量吃含有较高单糖、双糖的水果，如红枣、桂圆等，避免血糖迅速升高。

海鲜酿苦瓜

防止餐后血糖上升过快

材料·苦瓜 300 克，虾仁 150 克，鸡蛋清 10 克。

调理·葱末 10 克，盐 4 克，料酒 5 克，水淀粉少许。

做法·

1. 苦瓜洗净，去蒂，横切成 1 厘米厚的段，挖去瓤和子，放入沸水中焯烫 1 分钟，取出，过凉，沥干水分。

2. 虾仁挑去虾线，洗净，剁成虾泥，加盐、料酒、鸡蛋清搅打至上劲，填入苦瓜段中，送入蒸锅中火蒸 15 分钟，取出。

3. 锅置火上，倒油烧至六成热，炒香葱末，倒入盘中的蒸汁，加少许盐，用水淀粉勾薄芡淋于苦瓜上即可。

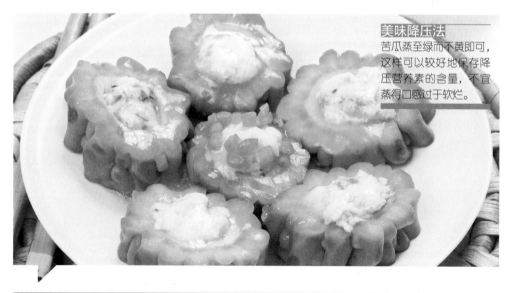

美味降压法

苦瓜蒸至绿而不黄即可，这样可以较好地保存降压营养素的含量，不宜蒸得口感过于软烂。

降糖又降压食物组合			
菜名	食材清单	菜名	食材清单
海带萝卜汤	水发海带 + 白萝卜	番茄烧丝瓜	番茄 + 丝瓜
香菇炒芹菜	鲜香菇 + 芹菜	冬瓜木耳汤	冬瓜 + 木耳
菠菜拌豆芽	菠菜 + 绿豆芽	南瓜排骨汤	南瓜 + 排骨 + 草菇

高血压并发高脂血症

· 营养处方

1. 每天摄入的总能量以维持理想体重为宜。

2. 每日食盐应控制在 5 克以下。限制脂肪摄入，每日烹调油不宜超过 25 克，宜选用植物油。

3. 多吃些富钾、钙的食品，如土豆、茄子、莴笋、牛奶、香蕉等。

4. 常吃些洋葱、大蒜、山楂、香菇、木耳、豆制品等降脂食品。

5. 轻度胆固醇增高者每天胆固醇的摄入量要少于 300 毫克，中、重度胆固醇增高者应不超过 200 毫克。

· 食材须知

类别	推荐食物	建议不吃
谷豆类	大米、燕麦、荞麦、玉米、高粱米、薏米、红豆、绿豆、黄豆、黑豆等	油条、炸糕、奶油蛋糕等加工面点
蔬果类	苹果、桃子、橘子、柠檬、番茄、芹菜、油菜、菠菜、冬瓜、白菜、洋葱、茄子等	牛油果
水产、菌藻类	海带、紫菜、木耳、银耳、香菇等	鱼子、蟹黄等
肉蛋奶类	瘦肉、鸡肉、脱脂牛奶、低脂奶酪等	肥肉、动物内脏、奶油、腊肠及盐腌、烟熏肉食等

· 饮食提醒

1. 避免进食油煎、油炸食品和重油食品。甘油三酯过高的患者，要适当控制主食、甜食和水果。

2. 不宜暴饮暴食。每餐不宜吃得过饱，晚餐尽量减少进食量。最好不喝酒。

嫩玉米炒柿子椒

降低胆固醇浓度

材料·嫩玉米粒 200 克，青柿子椒、红柿子椒各 40 克。

调料·葱花、盐各适量。

做法·

1. 玉米粒洗净；青柿子椒、红柿子椒洗净，去蒂除子，切丁。

2. 锅置火上，倒入植物油烧热，待油温烧至七成热，放葱花炒香，倒入嫩玉米粒翻炒均匀，淋入适量清水烧至玉米粒熟透。

3. 放入青柿子椒丁、红柿子椒丁翻炒均匀，用盐调味即可。

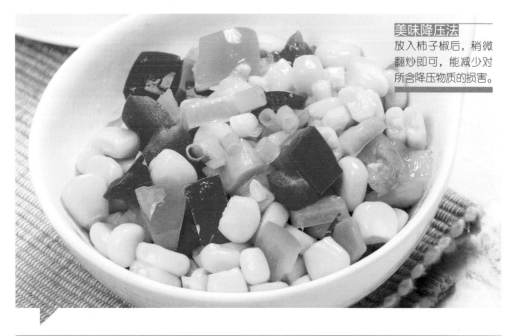

美味降压法
放入柿子椒后，稍微翻炒即可，能减少对所含降压物质的损害。

降脂又降压食物组合			
菜名	食材清单	菜名	食材清单
芹菜萝卜汁	芹菜 + 白萝卜	苹果香蕉豆浆	苹果 + 香蕉 + 黄豆
香菇银耳肉丝汤	香菇 + 银耳 + 猪瘦肉	白菜心拌海带	白菜 + 水发海带
冬瓜豆腐汤	冬瓜 + 豆腐	洋葱拌木耳	洋葱 + 水发木耳

高血压并发心脏病

· 营养处方

1. 控制饮食。饮食过量导致饭后血液集中在胃部，心脏负担加重，容易诱发冠心病患者心绞痛。

2. 每天食盐控制在 5 克以内，尽量不吃腌制食品，如咸菜、酱菜、咸鸭蛋等。

3. 适量摄入蛋白质。每日食物中蛋白质含量以不超过 1 克 / 千克体重为宜，可选择牛奶、酸奶、鱼类和豆制品等。

4. 每天需要膳食纤维 25～30 克，每天应吃至少 400 克蔬菜，如四季豆、芸豆、菠菜、芹菜、茼蒿等。水果中矿物质较丰富，每天最好进食 200 克左右。多食些富含维生素 C 和钾的食物。

· 食材须知

类别	推荐食物	建议不吃
谷豆类	大米、燕麦、玉米、红豆、绿豆、黄豆、黑豆等	含油脂和糖多的糕点
蔬果类	草莓、苹果、梨、桃、西瓜、甜瓜、猕猴桃、无花果、石榴、菠菜、油菜、番茄、苦瓜、黄瓜、南瓜、冬瓜、白菜、空心菜、芥菜等	无
水产、菌藻类	鲤鱼、草鱼、鲫鱼、金枪鱼、海带、紫菜、木耳、银耳、香菇等	蟹黄
肉蛋奶类	牛瘦肉、羊瘦肉、驴肉、鸽肉、鱼、虾、脱脂牛奶等	肥肉、肥禽、动物内脏、香肠、火腿及奶油等

· 饮食提醒

1. 少吃或不吃肥肉、黄油、猪油等含动物脂肪较多的食物。

2. 晚餐不要过饱，以减轻心脏的负担。

3. 不喝酒或少量饮红酒。

莴笋菜花汤

改善心肌收缩力

材料·菜花 150 克，莴笋、鸡胸肉各 200 克。

调料·盐、水淀粉、姜末各适量。

做法·

1. 将莴笋洗净，去皮，切片；菜花洗净，掰成小朵；鸡胸肉洗净，切成小薄片，用水淀粉、盐抓匀。

2. 锅内倒入适量水，烧开后先放姜末、肉片，半分钟后放入备好的莴笋片和菜花，再煮 3 分钟，加入适量盐调味即可。

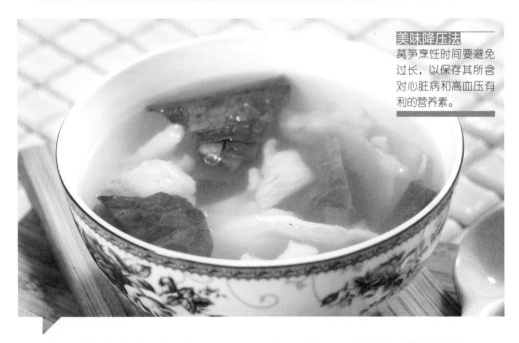

美味降压法

莴笋烹饪时间要避免过长，以保存其所含对心脏病和高血压有利的营养素。

护心又降压食物组合			
菜名	食材清单	菜名	食材清单
蒜香海带	水发海带 + 大蒜	香蕉牛奶饮	香蕉 + 牛奶
魔芋烧肉	魔芋 + 猪瘦肉	炒素丁	黄瓜 + 胡萝卜 + 豆腐干 + 莴笋
清炒虾仁	虾仁 + 胡萝卜 + 黄瓜	山楂大米粥	山楂 + 大米

高血压并发肾病

· 营养处方

1. 摄入优质蛋白质。精瘦肉、鱼肉、奶及奶制品等都是不错的选择，但每日 30～50 克即可，以免加重肾脏负担。

2. 补充 B 族维生素、维生素 C、维生素 D 及铁。水果和蔬菜中维生素含量较丰富和全面，如猕猴桃、柑橘、山楂、苹果、番茄、豆芽菜、萝卜、菠菜等。

3. 肾功能不全的患者需要补充钙质。

4. 脂肪多用不饱和脂肪酸，少食用饱和脂肪酸。

· 食材须知

类别	推荐食物	建议不吃
谷豆类	小麦淀粉、玉米淀粉、藕粉、山芋、小米等	豆类
蔬果类	山楂、苹果、番茄、猕猴桃、梨、柑橘、桑葚、白菜、冬瓜、豆芽、芹菜、西葫芦、土豆、萝卜等	无
水产、菌藻类	银耳、木耳、平菇、香菇、金针菇等	无
肉蛋奶类	精瘦肉、牛奶等	动物内脏、火腿、蛋黄等

· 饮食提醒

1. 尽量不食用含盐量多的食物或调味料，如酱油、味精、番茄酱、沙茶酱、味噌、加工及腌制罐头等。食盐每天控制在 3 克以内。

2. 如血钾高，减少富钾食物的摄入，如红豆、绿豆、黄豆、土豆、香蕉等。

3. 如有水肿避免大量喝水，适当喝一些柠檬汁，以减少口渴的感觉，减少喝水量。不吃甜食、高糖水果。

白萝卜山药粥

补肾利尿

材料·山药50克，白萝卜、大米各100克。

调料·香菜末8克，盐2克，香油5克。

做法·

1. 白萝卜去缨，洗净，切小丁；山药去皮，洗净，切小丁；大米淘洗干净。

2. 锅置火上，加适量清水烧开，放入大米，用小火煮至八成熟，加入白萝卜丁和山药丁煮熟，加盐调味，撒上香菜末，淋上香油即可。

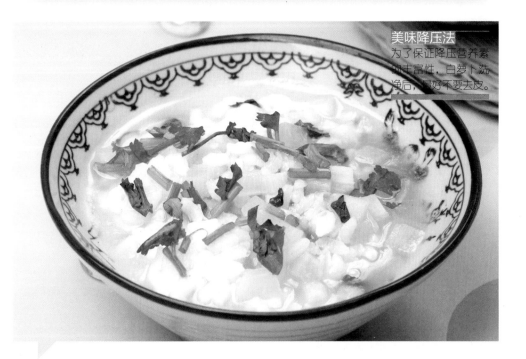

美味降压法

为了保证降压营养素更丰富性，白萝卜洗净后，最好不要去皮。

护肾又降压食物组合			
菜名	食材清单	菜名	食材清单
鸡丝拉皮	鸡胸肉＋柿子椒＋粉皮	苹果山楂汁	苹果＋山楂
猕猴桃橙子	猕猴桃＋橙子	木瓜蒸燕窝	木瓜＋燕窝
芹菜大米粥	芹菜＋大米	番茄炒西蓝花	西蓝花＋番茄

高血压并发眼病

· 营养处方

1. 首先要控制能量的摄入，提倡适量吃含碳水化合物的食物，如淀粉、玉米等。

2. 多吃含钾、钙、维生素 A、胡萝卜素丰富而含钠低的食品，如土豆、茄子、海带、莴笋等。

3. 多吃新鲜蔬菜、水果。每天吃新鲜蔬菜 500 克，水果 200 克左右。

4. 限制脂肪的摄入。烹调时，选用植物油。限制盐的摄入量，每日 5 克以下。

5. 适量摄入蛋白质。高血压患者每日蛋白质的摄入量以 1 克 / 千克体重为宜。

· 食材须知

类别	推荐食物	建议不吃
谷豆类	小麦、玉米、荞麦、山芋、小米、黄豆及豆制品等	油炸食品、甜点等
蔬果类	山楂、苹果、菠萝、柑橘、桑葚、番茄、胡萝卜、冬瓜、冬笋、豆芽、芹菜、西葫芦、豌豆苗、土豆、萝卜等	榴莲、韭菜、辣椒等
水产、菌藻类	鲤鱼、鳕鱼、三文鱼、银耳、木耳、香菇、金针菇等	鱼子、蟹黄等
肉蛋奶类	精瘦肉、猪肝、鸡蛋、低脂牛奶等	火腿等

· 饮食提醒

1. 饮食中可适当增加滋阴清肝的食材，如玉米、芹菜、菠菜等，对预防高血压患者眼底出血有益。

2. 忌吃辛辣刺激的食物，忌饮酒。

豌豆苗炒鸡片

改善视力下降症状

材料·豌豆苗 400 克，鸡胸肉 300 克，鸡蛋 2 个（取蛋清）。

调料·盐、料酒、水淀粉、鲜汤各适量。

做法·

1. 豌豆苗去尖，洗净；鸡胸肉洗净，切片，用料酒、鸡蛋清、水淀粉拌匀，挂浆；盐、料酒、水淀粉、鲜汤调制成味汁，待用。

2. 锅置火上，倒油烧热，倒入鸡片滑熟，捞出沥油，待用。

3. 锅留底油烧热，倒入豌豆苗翻炒片刻，再倒入鸡片炒匀，淋上味汁即可。

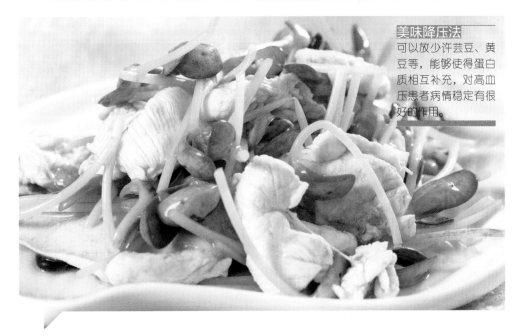

美味降压法
可以放少许芸豆、黄豆等，能够使得蛋白质相互补充，对高血压患者病情稳定有很好的作用。

护眼又降压食物组合			
菜名	食材清单	菜名	食材清单
松仁玉米	松子＋玉米	桑葚草莓汁	草莓＋桑葚
鲤鱼豆腐汤	鲤鱼＋豆腐	菠萝油菜汁	菠萝＋油菜
荸荠肝尖	荸荠＋猪肝	胡萝卜煎蛋	胡萝卜＋鸡蛋

高血压并发脑病

· 营养处方

1. 多食富含类黄酮与番茄红素、维生素 C 的食物，对防止血管狭窄和血凝块堵塞脑血管有积极作用，如胡萝卜、南瓜、番茄、洋葱、苹果、红葡萄、草莓等。

2. 补充优质蛋白质。优质蛋白能增加血管弹性，防止颅内微动脉瘤破裂出血。

3. 均衡营养，五谷类、肉鱼蛋类、奶类、蔬果类及油脂类食物，都不能缺少。

4. 多吃高钾、膳食纤维丰富的食物。

· 食材须知

类别	推荐食物	建议不吃
谷豆类	玉米、燕麦、小米、莜麦、麦麸等	油饼、油条等油炸食品以及甜点等
蔬果类	苹果、草莓、梨、桃子、白菜、番茄、茄子、魔芋、菠菜、西蓝花、洋葱、油菜、土豆等	无
水产、菌藻类	牡蛎、紫菜、海带、蘑菇、木耳、银耳、香菇等	蟹黄、鱼子
肉蛋奶类	猪瘦肉、去皮禽肉、脱脂牛奶等	肥肉、动物内脏、奶油等

· 饮食提醒

1. 少吃甜食。甜食容易促进动脉硬化。

2. 少喝酒。即使喝也应严格限量，大量饮酒会造成能量摄取过多，影响正常饮食，导致营养不均衡。

最佳食谱

蒜泥海带丝

降压降脂、减少动脉硬化

材料·水发海带 150 克，蒜泥 10 克。

调料·盐、香油各适量。

做法·

1. 水发海带洗净，切成细丝，入沸水中煮熟，捞出，晾凉，沥干水分。

2. 取盘，放入海带丝，用盐、蒜泥和香油调味即可（可用香菜装饰）。

美味降压法
可以加上些胡萝卜丝和香菜段，增加色、香的同时，胡萝卜还有降低血压、促进血液循环、保护视力的作用。

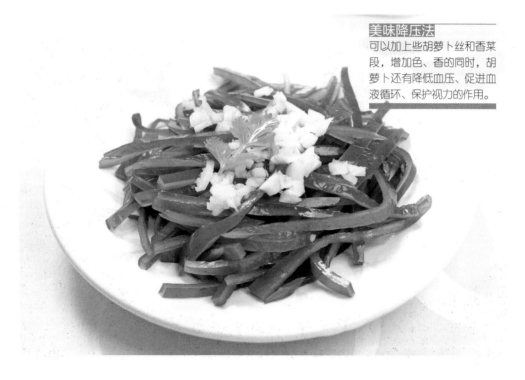

补脑又降压食物组合			
菜名	食材清单	菜名	食材清单
小米玉米粥	小米＋玉米面	洋葱烧蘑菇	洋葱＋蘑菇
西瓜草莓沙拉	西瓜＋草莓＋柠檬汁	肉末茄子	猪瘦肉＋茄子
核桃牛奶饮	核桃＋牛奶	牡蛎萝卜丝汤	牡蛎＋白萝卜

海米冬瓜

降压补脑

材料·冬瓜500克，海米20粒。

调料·葱花、姜末各5克，盐3克，料酒10克。

做法·

1. 冬瓜削去外皮，去掉瓤及子，冲洗干净，切成片，沥去水；海米用温水泡软。

2. 炒锅烧热，倒入油烧至六成热，放入冬瓜片炒至嫩绿时捞出控油。

3. 锅内留少许底油，放入葱花、姜末炝锅，倒入水、盐、料酒、海米，烧开后放入冬瓜片，用大火翻炒均匀，待烧开后转小火焖烧至冬瓜透明入味即可。

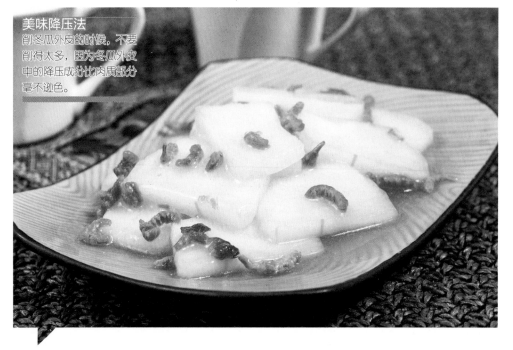

美味降压法
削冬瓜外皮的时候，不要削得太多，因为冬瓜外皮中的降压成分比肉质部分毫不逊色。

补脑又降压食物组合			
菜名	食材清单	菜名	食材清单
核桃粥	核桃＋大米	土豆牛肉汤	土豆＋牛肉
木耳鸡蛋	木耳＋鸡蛋	核桃杏仁豆浆	核桃＋杏仁＋黄豆
西蓝花炒虾仁	西蓝花＋虾仁	芦笋鲫鱼汤	芦笋＋鲫鱼

PART 4

运动是最好的降压药

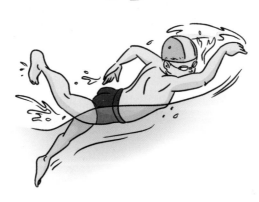

哪些高血压患者不宜运动

　　虽然运动能给高血压患者的健康带来很多好处，但是并非所有的高血压患者都适合运动。究竟哪些高血压患者不适合运动呢？

★ 任何临床病情不稳定者，如重症型高血压患者、高血压危象患者、急进型高血压或病情不稳定的 III 期高血压合并其他并发症者。

★ 高血压患者合并严重心动过速、心律失常、脑血管痉挛、明显心绞痛、心功能失代偿等。

★ 未控制的过高血压（大于 210/110 毫米汞柱）。

★ 对运动出现异常反应的高血压患者，特别是稍微运动就出现血压过高的反应。

不适合高血压患者的运动和动作

　　不适合高血压患者运动的主要是肌肉等长性收缩的运动，即肌肉紧张但身体四肢没有屈伸。这类运动可以使血压值（尤其是舒张压）和脉搏增加，因此不适宜高血压患者选择。

★ 引体向上时，双臂用力上提身体。

★ 做类似举重的挺举动作。

★ 搬运重物或手提满桶的水。

★ 抖动被子。

★ 用力拉伸拉力器。

高血压患者
不能做的危险动作

对于高血压患者来说，生活中常见的一些动作对血压控制很不利，甚至会导致严重的不良后果发生。因此，在平时生活中应避免这些危险动作。

·趴伏桌面

长期趴伏桌面会压迫腹部肌肉，使深呼吸受阻，容易引起血中氧气不足，肌肉收缩导致血管压力增高，甚至可造成脑血管破裂。年龄较大的高血压患者禁止趴着看书、看电视或打瞌睡。

·用力排便或突然用力

对有排便困难的高血压患者，下蹲排便突然用力会导致腹部压力增大，使血压骤升而引发危险。

高血压患者突然用力，可能因无法承受肌肉紧绷、血管收缩、精神紧张等生理现象，引起血压突然升高。

·领扣扣得过紧

高血压患者如果上衣领扣、风纪扣扣得很紧，或内衣、衬衫领子太紧，时间一长，会压迫颈动脉，造成脑血管供血不足，容易出现意外。因此高血压患者要保持颈部宽松，这样有利于大脑的血液循环。

·起床过猛

高血压患者在夜间下床解手，或者清晨起床时，不宜动作过快。因为刚刚醒来时，人体的血液仍然处于黏稠状态，体位突然变化会导致脑部急性缺氧、缺血，对血压的稳定产生不利影响。

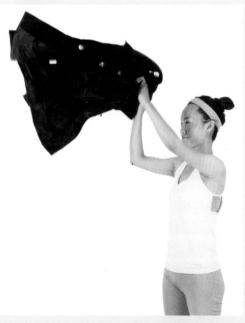

像这种抖床单、抖衣服、抖被子等突然用力的动作，患有高血压的朋友要尽量避免。

把握好运动强度和时间

· 运动强度

不同的高血压患者要按照自己自身的健康状况，如血压控制情况、安静时心率、年龄等，合理选择适合的运动量。"三五七"是最简单最易掌握的一种模式。

> "三"——每天坚持 30 分钟锻炼；
> "五"——每周 5 次及以上运动；
> "七"——运动强度慢慢地达到以下标准：运动后目标心率 =170 – 年龄。

如一名 50 岁的患者，目标心率为 120 次 / 分钟，开始时心率在 90 次 / 分钟左右，然后逐渐加大运动量，但要保证心率不超过最大心率。

> 运动后最大心率 = 210 – 年龄

除此之外，在判断运动量是否合适时，高血压患者的自我感觉也很重要。若运动时感到全身发热、出汗，运动后虽然有轻度疲劳感，但恢复很快，且没有不适感，精神很快恢复，这也是合理的，不一定必须按照标准来。

其他用心率判断运动强度的方法

1. （运动后心率－运动前心率）/ 运动前心率
   若结果 > 81%，则为大运动量，51%~80% 为较大运动量，31%~50% 为中等运动量，30% 及以下为小运动量。
2. 心率恢复时长
   在运动结束后 5~10 分钟内，恢复到运动前安静时的水平，这种情况较为适宜。

· 运动时间

高血压患者适宜的运动时间是：每天至少 30 分钟，60 分钟最理想；每周的运动时间达到 180 分钟以上即可。

另外，每天运动的时间点的选择也很重要。早晨锻炼对高血压患者有危险，应尽量选择下午，下午 4 时锻炼最合适。且不要饭后马上锻炼，饭后休息 1 小时后再锻炼，对身体健康很有益处。

· 适合高血压患者运动的时长参考

运动方式	持续时间
散步	每次 10~30 分钟，每天 1~2 次
慢跑	时间由少逐渐增多，每次 15~30 分钟
游泳	不宜过长，水中停留 30~60 分钟即可
瑜伽	每次 30 分钟左右，每周 2 次为宜
广播体操	每次 15 分钟，每天 2 次

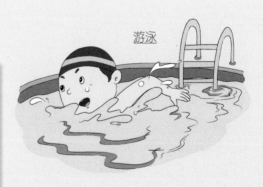

游泳

如何科学地进行运动

· 运动前检查

高血压患者在运动之前，首先要进行身体检查，包括血压、心率、血糖、心电图等，并咨询医生，判断是否适合运动或是否适合做某些运动。因为在日常生活中，有些人看上去很健康，但是经过检查，却发现了一些隐性的疾病，如心脏病等，在运动中很容易出现一些问题或危险。

· 准备活动

高血压患者在运动前5分钟，可以动动脖子、弯弯腰、活动活动关节，或者先慢跑2分钟，再做些柔韧性锻炼，使全身做好适应运动的准备，并使得心率慢慢地适应接下来的活动。准备活动以5~10分钟为宜。

运动前还要注意环境气候变化，保暖防寒，衣服、鞋子要选择好，场地、线路也要挑选好，避免发生意外。

· 运动后注意

高血压患者在运动后，不要立即就停下来，要循序渐进地恢复到休息状态。因为突然停止会导致血液回流受阻，容易造成大脑缺血，继而出现头晕甚至失去知觉等症状。为了避免这些情况的发生，运动后，可以继续慢跑、走3~5分钟，同时做些简单的上肢活动，让心率慢慢地恢复到正常水平。

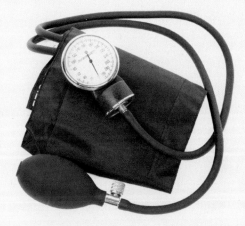

运动前一定要先测量一下自己的血压、血糖等指标。

运动后，如感到无力、恶心，下次运动时需要适当地调节，可以稍微减少运动时长，或者换其他的运动，直到找到合适的运动项目和时间。

· 运动细节

运动时不可空腹或过饱。可以带些糖果，以免运动过程中出现低血糖的情况。在运动过程中，若要与人交谈，不可过度兴奋，以免出现血压突然升高。

需要注意的是，运动疗法重在坚持，其疗效需要经过一段时间才能表现出来，不可半途而废。

高血压患者的四季运动

高血压患者无论哪个季节，都应该适当地到户外，进行适当的运动，对于自己的血压控制和稳定有很好的作用。

·春季运动

春季风大、气温仍然较低，运动时，肢体裸露不要太多，最好用鼻吸口呼的呼吸方式，然后选择空气较好的场所进行运动，不但有助于稳定血压，还能起到舒缓压力、健脑提神的作用。

春季运动，高血压患者可以选择跑步、跳绳、做广播体操及太极拳等，运动前做好准备活动，运动时要做好防寒保暖的准备，运动后要慢慢地停下来，做好运动后的整理。

·夏季运动

夏季运动容易导致出汗，很多高血压患者就懒得运动了，其实夏季稍微进行一些轻微的活动，能有效改善小血管痉挛，维持血管良好的弹性，因此，夏季还是要动一动的。

夏季高血压患者可以选择节奏慢、强度低的运动方式，并稍微减少运动的时间。可以打打太极拳、上下楼梯、骑自行车、散步等。需要注意的是，夏季运动要注意补充水分，宜少量多次，水温20℃左右，以免刺激胃肠道，还要避开气温高的时间段运动。

·秋冬季运动

秋冬季节，气温较低，而且是脑卒中等疾病的发病高峰期，此时就要避免运动量较大的项目，宜选择力所能及的较慢的活动，如太极拳、慢跑、散步、广播体操等，在运动过程中要注意防寒。

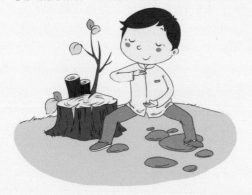

秋冬季节运动，虽然出汗没有夏季那么多，但是天气比较干燥，运动后也会有大量的水分和矿物质排出，因此也应多喝水，以免运动后出现脱水状况。

如何进行有氧运动

常见的有氧运动，如散步、慢跑、打太极拳、游泳、骑自行车等，对高血压患者来说，有利于血压的稳定，但是高血压患者在选择有氧运动时，也要注意一些事项。

1. 选择自己喜欢的，有利于坚持下去。

2. 有氧运动要从热身开始，慢慢来。

3. 选择适宜的强度。如果运动影响呼吸，那就有点过了。强度适中的运动，运动后心率最好在 130~150 次 / 分钟，保持下去，运动后 3~5 分钟恢复正常。

4. 贵在坚持。每次至少持续 20~30 分钟，要长期坚持。

5. 肥胖者可以适当增加运动量。

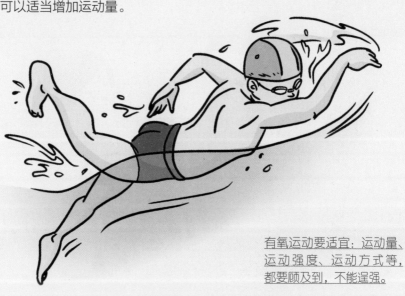

有氧运动要适宜：运动量、运动强度、运动方式等，都要顾及到，不能逞强。

小知识：有氧运动的好处

1. 舒解压力

　　大量的研究结果显示，有氧运动能让人心情放松，心旷神怡。

2. 有助于减肥

　　有氧运动能够防止脂肪的堆积，促进体内多余脂肪的排泄，搭配合理的饮食，能起到很好的减肥效果。

3. 改善睡眠质量

　　研究发现，不爱运动的人，在选择有氧运动后，夜晚醒来的次数明显减少。

4. 防止钙流失

　　有氧运动能够防止钙的流失，提高骨密度，预防骨质疏松。

轻松的微笑运动

何为"轻松的微笑运动"，即在运动中呼吸规律平稳，不会出现长时间喘气的状况，心脏跳动不会太剧烈，而且，更重要的是能够轻松持续的运动。运动过程中，通过和周围的人一边聊天一边运动，轻松享受运动的乐趣。

日常生活中，你可以一边骑健身自行车一边听新闻广播，或者一边散步一边和旁边的人聊聊天，说说话；或者在上街购物时，步行"出去"，乘车"回来"；假如你居住在楼上，那么可以每天步行上下楼梯……这些都是"轻松的微笑运动"，让你在运动的同时，享受轻松的乐趣。

轻松的微笑运动有哪些特征呢？

1. 肉体和精神都不会太疲倦。

2. 虽然运动中会有血压的稍微上升，但是上升幅度非常小，轻、中度高血压患者也能安心进行。

3. 不会引起"乳酸"蓄积，因此疲劳感大大下降，能长时间坚持。

4. 不容易引起心脏缺氧及脚的肌肉和关节损伤等问题。

5. 有助于减肥，很适合肥胖的人选择。

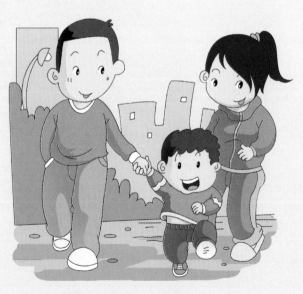

安全有效的降压运动处方

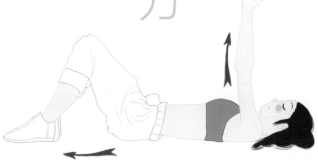

散步

散步是一项简单而有效的锻炼方式，是一种不受环境、条件限制，人人可行的保健运动。大量临床实践表明，散步是调养高血压病的有效方法。

· 步行的速度

慢速步行	1.2~2.1 千米 /30 分钟
中速步行	2.1~2.7 千米 /30 分钟
快速步行	2.7~3.0 千米 /30 分钟

散步可快可慢，可多可少，宜酌情而定，量力而行。

· 散步的时间 | 如果是饭后散步，最好是在进餐 30 分钟后进行。

· 散步的次数 | 根据体力每次散步 10~30 分钟，每天 1~2 次。

· 散步运动量适宜的表现

在散步结束 3 秒钟内数脉搏数，只要脉搏数小于（170 - 年龄）的值，呼吸不急促，即表明你的心肺功能良好，散步运动量是恰当的；如果脉搏数大于上述值，而且呼吸短促，则表明你的心肺功能欠佳，运动过量。应减速度、距离和时间，务必使脉搏数小于该值，而且还要呼吸正常，才能表明你的散步运动量是恰当的。

注意事项

1. 散步时不宜穿皮鞋和高跟鞋。

2. 合并心、脑、肾病变的高血压患者不宜选择快速散步的方式。

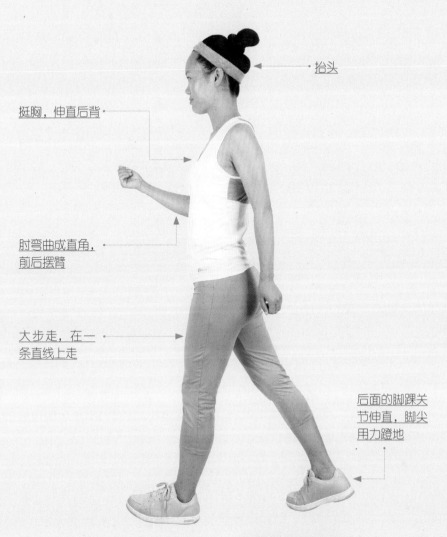

抬头

挺胸，伸直后背

肘弯曲成直角，
前后摆臂

大步走，在一
条直线上走

后面的脚踝关
节伸直，脚尖
用力蹬地

散步 30 分钟
（60 米 / 分钟），可消耗
80 千卡能量。

80 千卡是多少？
半碗稀饭
1/3 个馒头
约半盒鲜奶（约150 克）

·其他消耗 80 千卡能量的运动

运动类型	时间（分钟）
打羽毛球	15
快跑	6.5
骑自行车	10

慢跑

慢跑也叫健身跑，方法简便易行，不需要特殊的场地和器材，特别适合中老年朋友。慢跑能保持良好的心肺功能，增强血管弹性，促进脂肪的利用，防止胆固醇堆积引起的血压增高，还能预防肌肉萎缩，防治冠心病、高血压、动脉硬化等。

·慢跑的速度

慢跑速度	通常为每分钟 100～120 米

慢跑可根据自己的身体状况，酌情稍微加快或减慢。

·慢跑的时间 | 一天中跑步的最佳时间在 17～18 点。

·慢跑的次数 | 由开始每次 10～15 分钟，在一个月内逐步提升到每次 20 分钟，每周 3 次。

·慢跑运动量适宜的表现

跑的速度不宜太快，慢跑时以不觉得难受、不喘粗气、不面红耳赤，能边跑边说话的轻松气氛为宜。客观上慢跑时，每分钟心率要小于（180 － 年龄）。

注意事项

1. 慢跑时要选择平坦的路面。
2. 不要穿皮鞋或塑料底鞋；在水泥路面慢跑最好穿厚底胶鞋。
3. 如果慢跑后出现食欲缺乏、疲乏卷怠、头晕心慌等情况，必须加以调整，或咨询医生。

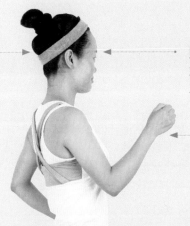

头部保持正直，目光看向正前方

呼吸频率可以选择两步一吸，两步一呼，或者三步一呼吸

双手微握拳，手臂保持放松，自然弯曲在腰线以上，两个手臂前后交替摆动

先用脚的中间部分接触地面，落地要轻

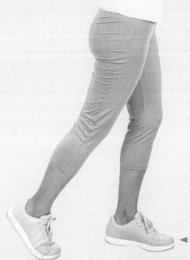

120 千卡是多少？
1/2 个慢头或烧饼
1 个半杨桃
8 颗荔枝
6 小块巧克力

中速慢跑 10 分钟（120 米/分钟），可消耗 120 千卡左右能量。

· 其他消耗 120 千卡能量的运动

运动类型	时间（分钟）
爬楼梯	15
溜冰	20
仰卧起坐	15

游泳

游泳是一项男女老少都适宜的运动，能提高肺活量，改善心血管系统，对高血压患者来说，能够促进血液循环，提高免疫力。但是由于游泳所消耗的体力较大，因此，适合较年轻的高血压患者。

· 游泳的时间

游泳通常没有时间点限制，但是饥饿时和饭后不宜立刻游泳。

· 游泳的选择

自由泳——速度最快；
蛙泳——较省力，易持久；
蝶泳——爆发力最强；
仰泳——最省体力。

对于高血压患者而言。可以先选择在水中仰体漂游 20~30 米，然后选择仰泳 30~40 米，游 2~3 次，中间休息 5 分钟。

· 游泳的次数

每次保证 40 多分钟，每周 5 次即可。

注意事项

1. 游泳时不能单独一个人去，要有人陪同。
2. 感冒、身体不适或饭后不宜游泳。
3. 下水前最好先体验一下水温，在水边做一些准备活动，热热身。

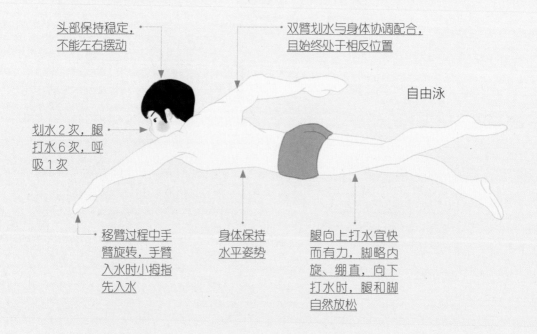

头部保持稳定，不能左右摆动

双臂划水与身体协调配合，且始终处于相反位置

自由泳

划水 2 次，腿打水 6 次，呼吸 1 次

移臂过程中手臂旋转，手臂入水时小拇指先入水

身体保持水平姿势

腿向上打水宜快而有力，脚略内旋、绷直，向下打水时，腿和脚自然放松

活动四肢

通过活动四肢，可以帮助四肢过多的血液回流到心脏，使心脑系统有足够的氧气与血液供应，预防心脑血管疾病，同时增强四肢关节的灵活性，活络通经，最终达到稳定血压的效果。

· 活动四肢的时间

高血压患者可以选择在空闲的时间段练习（除了饭后不久），全天任何时间都可以，每次锻炼 10 分钟，根据自己的实际情况，每天锻炼 5~6 次。

· 活动四肢的运动量适宜的表现

活动后，不会出现气喘吁吁的情况，不出汗或稍微出汗，心率不会超出（170- 年龄），没有头晕、恶心、呕吐等现象。

注意事项

1. 运动过程中，动作不宜过大、过猛。
2. 运动后，要防止受凉，同时要及时补水。
3. 全身要放松，心情要平静。

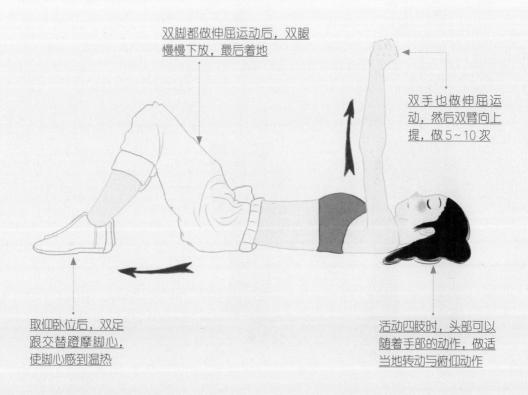

双脚都做伸屈运动后，双腿慢慢下放，最后着地

双手也做伸屈运动，然后双臂向上提，做 5~10 次

取仰卧位后，双足跟交替蹬摩脚心，使脚心感到温热

活动四肢时，头部可以随着手部的动作，做适当地转动与俯仰动作

降压体操

降压体操是在传统的"平肝息风"的理论基础上，经过实践，综合现代体育运动的原理而创建的，能起到预防和辅助治疗高血压病的作用。通过降压体操，能够扩张血管，使得血压下降，心脏也能得到相应的锻炼。

· 降压体操的步骤

1. 同步甩手

双脚自然站立，与肩同宽，举起双手至头顶两侧，然后向上、向下甩手，重复50～100次。

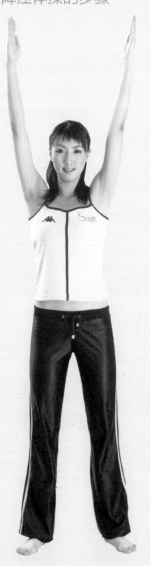

2. 捶打上臂

弓步站立，然后用右手拍左手手臂，再用左手拍右手手臂，重复50～100次。

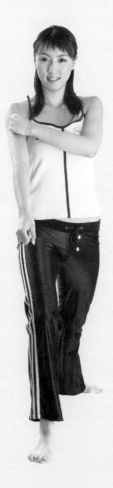

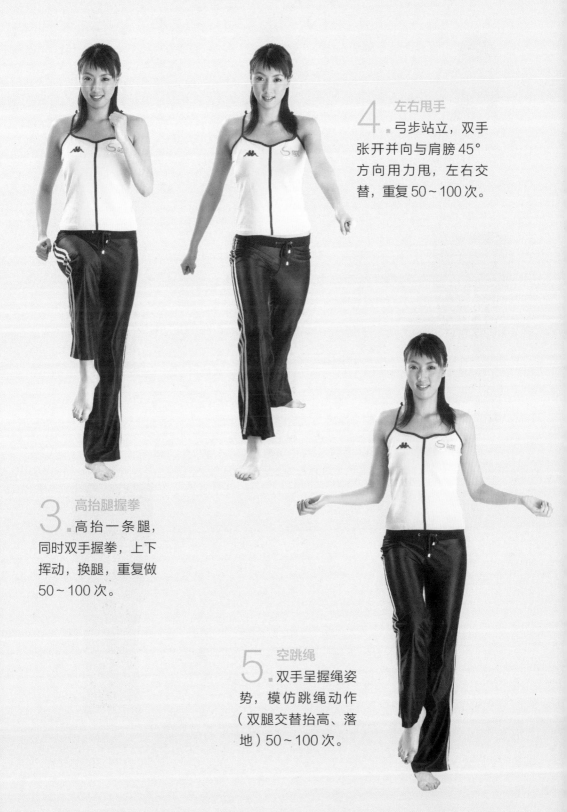

4. 左右甩手

弓步站立，双手张开并向与肩膀45°方向用力甩，左右交替，重复50~100次。

3. 高抬腿握拳

高抬一条腿，同时双手握拳，上下挥动，换腿，重复做50~100次。

5. 空跳绳

双手呈握绳姿势，模仿跳绳动作（双腿交替抬高、落地）50~100次。

PART 5 安全有效的降压运动处方

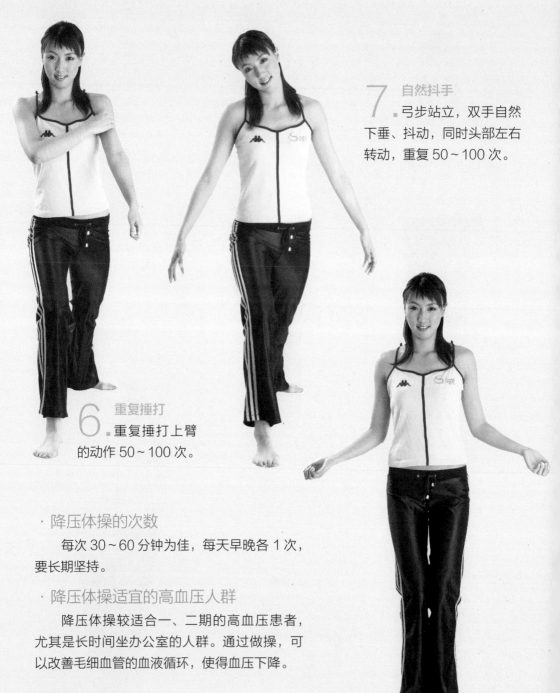

7. 自然抖手

弓步站立，双手自然下垂、抖动，同时头部左右转动，重复50～100次。

6. 重复捶打

重复捶打上臂的动作50～100次。

· 降压体操的次数

每次30～60分钟为佳，每天早晚各1次，要长期坚持。

· 降压体操适宜的高血压人群

降压体操较适合一、二期的高血压患者，尤其是长时间坐办公室的人群。通过做操，可以改善毛细血管的血液循环，使得血压下降。

注意事项

1. 练习时要按图解要求，准确练习。
2. 饥饿时或者餐后不久不宜进行降压体操的练习。
3. 降压体操最好穿插于全天适宜的时间段练习。

8. 重复空跳

重复空跳绳的动作50～100次。

太极拳

太极拳是我国一项古老的健身方法和体育健身运动，能够防治高血压，简单易学、动作缓和，深受大家的喜爱，尤其是老年高血压患者。有关研究证明，打完一套太极拳后，收缩压可降低10~15毫米汞柱。

·太极拳的时间

1. 饭前半小时内，饭后1小时内不宜打太极拳，早上起床后较适宜。

2. 冬春两季早上起来可以稍晚一些打太极拳，夏秋季则可以稍微早一些，如早上6：00~6：30开始，晚上8：00~8：30开始。

·太极拳的次数

每次2~3遍较好，每日早上和傍晚各1次即可。

·太极拳运动量适宜的表现

打太极拳后，身体感觉轻松舒适，稍微出汗，全身发热。

注意事项

1. 太极拳练习要持之以恒、勤学苦练、思想集中、全身心投入。

2. 练习时，要选择空气清新、环境安静的场所。

3. 体力较好的高血压患者可以打全套，较差者可以只练其中几个动作即可。

海底捞针

1. 身体重心移在右腿上，右手向下转后上摆置头的右侧，手心向左，指尖向前；左手向前下伸，手心向下，手指向前，高过平腰，眼瞧左手。

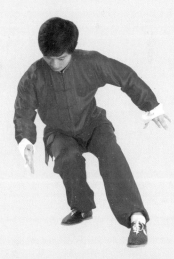

2. 右手向前下伸，手指向前下，手心向左，与膝平；左手收至左膝前，手心向下，手指向前，眼瞧右手。

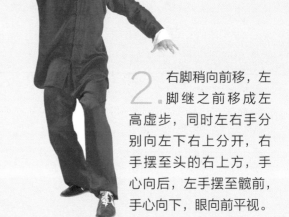

· 白鹤晾翅

1. 上身微向左转，右手收抱腹前，手心向上，左手收抱胸前，手心向下，眼瞧右手。

2. 右脚稍向前移，左脚继之前移成左高虚步，同时左右手分别向左下右上分开，右手摆至头的右上方，手心向后，左手摆至髋前，手心向下，眼向前平视。

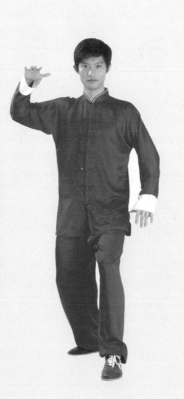

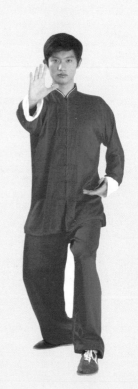

· 高探马

右脚跟向前移成左高虎步，右手手心转向下，沿右耳向前伸出，手心朝下，手指向前上；左手收至腹前，手心朝上，眼看右手。

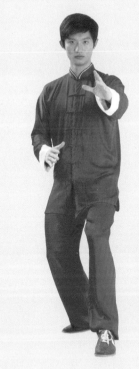

· 手挥琵琶

1. 右脚前移半步，身体重心移于右腿上，右手稍向后下收，左手稍向前上伸。

2. 左脚稍前移，翘起脚尖，左手向前上伸，手心向右，拇指高与肩平；右手收至左肘内侧，手心向右，眼看左手。

· 双峰贯耳

1. 右脚收回，屈膝平举，身体随之稍向右转，左手伸向右手，手心向后，与肩平，眼看右手。

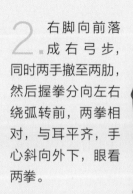

2. 右脚向前落成右弓步，同时两手撤至两肋，然后握拳分向左右绕弧转前，两拳相对，与耳平齐，手心斜向外下，眼看两拳。

血压突然升高时的紧急降压小动作

按摩腹部

双手重叠，以肚脐为圆心，用接触腹部的手按顺时针方向慢慢按摩腹部，每分钟 30 次左右，至腹部感觉有热感为宜。

肚脐上下有神阙、关元、气海、丹田、中脘等穴，经常轻摩，会起到降压和辅助治疗脑卒中的效果。

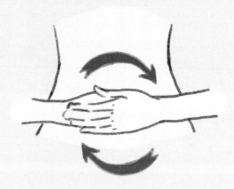

擦颈部

将双手互相擦热，擦面数次，自额前两侧太阳穴向后至枕部（后脑勺），然后沿颈部向下分按两肩，再转至额前，向下按摩至胸部。重复 20 次左右，每日早晚各 1 次。

经常擦颈，可促进气血运行，有效降低血压。

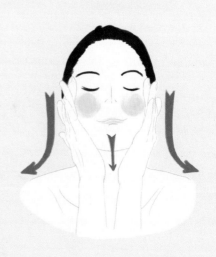

捏大脚趾

用手的指甲掐住在大脚趾与趾掌关节横纹的正中央，坚持 2 分钟。

此方法可以在血压突然增高时进行，因为大脚趾是血压反射区所在位置，可以帮助降压。

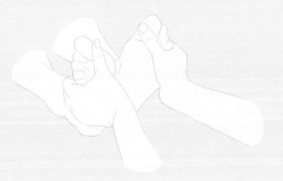

深呼吸

此方法适合到医院就诊时出现的血压波动、升高，即所谓的"白大衣高血压"。

首先，高血压患者取坐位，闭上眼睛，头部和肩部及四肢不要紧张，让身体保持放松的状态，不可用力，然后缓缓地做深呼吸，呼气时，心里默念"嘘"，注意力集中，让心情尽量放松，慢慢地重复10~20次（一呼一吸为 1 次），血压往往会下降。呼吸完以后，高血压患者不要急着结束，需要再闭目静坐几分钟。

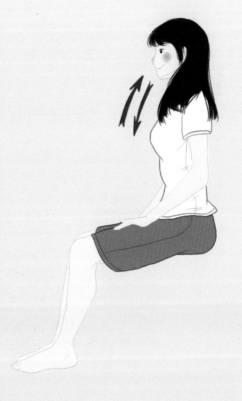

甩手

甩手功包含了合理运动、情绪调整以及工作压力排泄等多方面的因素，能够行气消痰、调理心肾、沟通阴阳，通过对人体各个系统功能的调节，消除引起高血压发病的诱发因素，稳定血压。

· 甩手的时间

甩手最好在空腹状态下进行，尽量不要在餐后马上练习。甩手功练习一段时间，火候掌握得很好了后，可以在饱腹状态下练习，会促进消化。

· 甩手的次数

可以由初期的每回甩手20~50次，逐渐增加至每回100~200次。

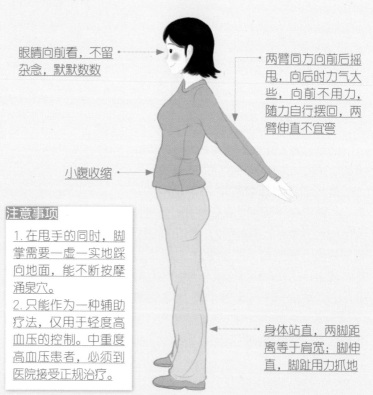

眼睛向前看，不留杂念，默默数数

两臂同方向前后摇甩，向后时力气大些，向前不用力，随力自行摆回，两臂伸直不宜弯

小腹收缩

身体站直，两脚距离等于肩宽；脚伸直，脚趾用力抓地

注意事项

1.在甩手的同时，脚掌需要一虚一实地踩向地面，能不断按摩涌泉穴。

2.只能作为一种辅助疗法，仅用于轻度高血压的控制。中重度高血压患者，必须到医院接受正规治疗。

踮脚

经常练习此法，能强化高血压患者脚踝的力量。

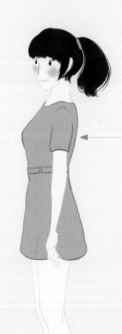

身体站直，
双臂下垂

踮起双脚尖，身体随势向上顶，然后放下来，重复

每次运动 20 次左右

运目

以远处某一大型固定物体为目标，眼睛由左至上方，然后至右到下方，最后回到左方，同时保持头部不动，运目 10 圈，然后按反方向运目 10 圈。

经常做此动作，能起到清心明目、缓解眼疲劳、提高视力的作用。

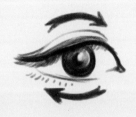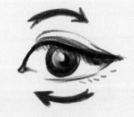

耸肩

自然站立，身体挺直。吸气，双肩胛先后向上抬起，向前、下、后旋转，运动10次。反方向旋转10次。

此法对缓解高血压患者肩周炎、颈肩综合征有一定益处。

拍打腰腹部

坐姿，双手掌心一前一后轮流拍打腹部与腰部各36次。对避免高血压患者出现胃炎、便秘等有很好的效果。长期坚持对预防腹部出现脂肪堆积也有效果。

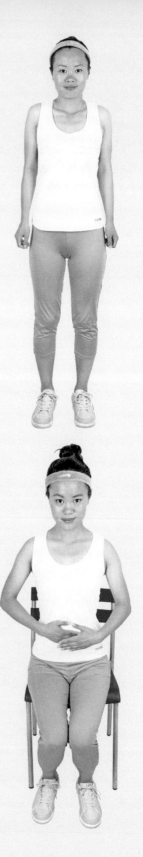

转掌

自然站立或取坐位，然后将双肩抬起，按顺时针方向同时转动双手的大拇指 10 圈，换方向转动 10 圈。然后先后按顺时针、逆时针方向转动手掌 10 圈。

此法可以帮助高血压患者舒筋活血、增强手腕活力。

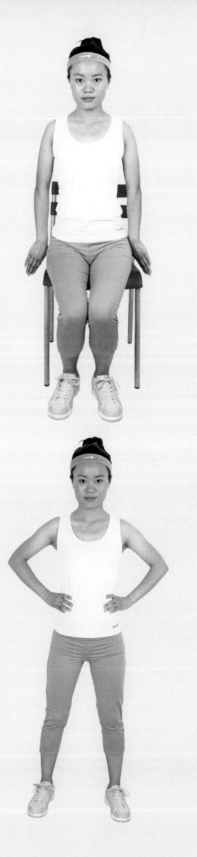

扭腰

取站位，同时双脚打开与肩宽，双手叉腰，四指在前，拇指在后紧顶肾俞（在腰部的第 2 腰椎棘突下旁开 1.5 寸），按顺时针方向大幅度缓慢转动腰 10 圈，换方向再转动 10 圈。

此法对腰肌劳损、腰痛的高血压患者有防治作用。

双臂划圈

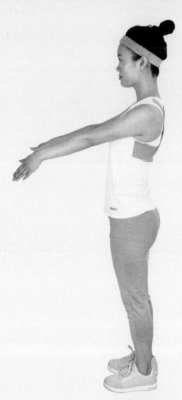

自然站立，双眼目视前方，双手自然下垂，像小学生跳绳一样将双臂向后、上、前、下划圈 10 次，然后换方向划圈 10 次。

此法能增强高血压患者的肺活量，还可以防治颈椎病、颈肩综合征等。

水平踏步

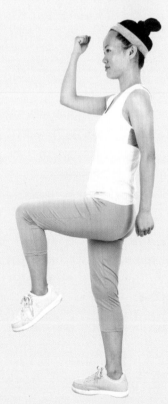

全身放松，站立，手指和脚趾要伸直。然后右腿抬起，与地面平行，左臂抬起至肩高。换左腿和右臂，配合深呼吸。

注意事项

1. 每次 3~4 分钟即可。
2. 要逐渐增加次数。
3. 腿脚不稳的人，可以借助椅子来完成。

爬楼梯

爬楼梯可以增强心肺功能，促进血压循环，保持心血管健康，还有助于减肥。适当进行爬楼梯运动，可以避免因为肥胖引起的血压升高。

· 爬楼梯的时间与次数

爬楼梯的时间宜控制在 10~15 分钟，每日 1~2 次即可。最佳时间应选择在每日早饭前、上午 9~10 时、下午 4~5 时。

· 爬楼梯运动量适宜的标准

感到周身发热、微微发汗，以不感到吃力、紧张为好。

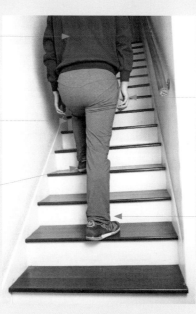

身体向上推动，保持颈部挺直

膝盖弯曲不要超过 90°

步伐要轻，脚要完全踏在台阶上

手中不要拿重物

隔阶大步爬楼梯，使大腿、小腿的肌肉更加紧实

注意事项

1. 爬楼梯不要太高，依患者的个体情况决定。每爬 1~2 层，可在楼梯拐弯处略停片刻。老年人爬楼梯时动作要慢，站稳每一步后，再往上迈步。

2. 爬楼梯锻炼适用于一般高血压患者，膝关节、韧带等功能不好或有炎症的高血压患者不宜爬楼梯，伴有心脑肾并发症的高血压患者也不适宜。

走"足尖步"、"忍者步"

· 足尖步

在家走步时，抬起脚后跟，用脚尖走。

足尖步会消耗比一般走步更多的能量，活动脚趾上的关节，从而改善脚部血液循环，促进全身血液循环。对高血压患者的血压稳定有一定的效果。

· 忍者步

忍者步需要高血压患者背靠墙壁站立，右脚先交叉于左脚前，然后左脚大步向左迈出，沿墙壁向左移动，再换右脚进行。

忍者步比平常的步子能消耗更多的能量，能充分活动脚上的各个关节。

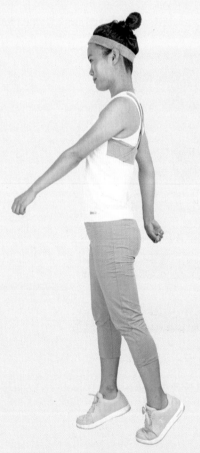 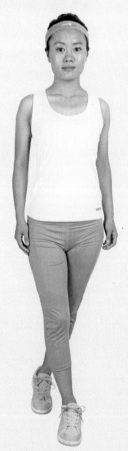

脚底有很多穴位能改善人体的高血压状态，特别是脚趾根部。"脚尖步"、"忍者步"可以调整高血压患者的神经功能，达到降低血压的效果。

做家务时不耽误做的运动

擦玻璃时能做的运动

擦玻璃时，双脚少许叉开站立，然后一边吸气一边弯曲双腿，边吐气边伸直双腿擦玻璃。

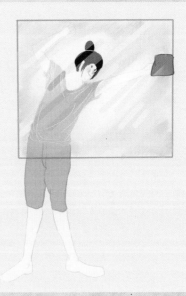

买东西时能做的运动

买东西后，将东西平均分配到两手拿着，然后呼气上举，吸气放下。这样走回家，能够起到很好的降压效果。

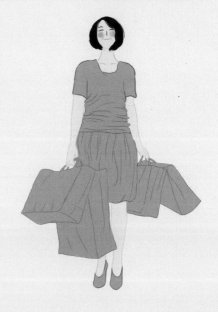

刷碗时能做的运动

洗碗时，一边吐气，一边将后脚跟抬起，吸气落地，双脚交替进行。

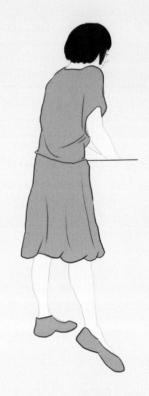

擦地时能做的运动

1. 吐气，并将脚叉开，吸气，把脚收回，两脚交叉，侧举。
2. 出右脚，换相反方向做相同动作。反复做 8 次。

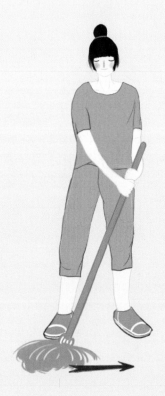

突发状况怎么办

· 突发脑卒中

长期患高血压的人容易出现脑卒中：身体四肢无力、麻木或瘫痪，口舌歪斜；或眼睛看不清东西，头昏眼花，失去平衡，突然摔倒；或说不出或讲不清话，或听不懂别人说的话；突然剧烈头痛，伴有恶心、呕吐等症状；有的会出现昏睡等症状。

这时要赶紧电话呼救或送往就近的医院，在等医生到来之前，要做以下几件事。

1. 让患者平卧，头部稍抬高，保持安静。

2. 仆倒的患者，将其移到宽阔通风的地方，检查有无外伤，如有需要，可给予包扎；有条件的给予吸氧。

3. 尽量不要移动患者的头部和上身，需要移动时，一人托住头部，头与身体要保持水平位置。

4. 若患者不省人事，让其头部保持侧位，清除其口腔、鼻子的堵塞物，防止呼吸道堵塞。

· 突发心绞痛

心绞痛发作时，患者会感觉胸骨后和心前区疼痛，胸部紧缩、有压迫感，还可能伴有咽部、颈部的压迫感等情况，这时要做以下几件事。

1. 患者要保持冷静，停止正在进行的活动，原地休息。

2. 尽快找出常备的急救药物：硝酸甘油片舌下含服 1~2 片，3 分钟内若不能缓解，隔 5 分钟再含服 1 次，可连服 3 次；也可以用硝酸异山梨酯气雾剂，同时嚼碎阿司匹林 100~300 毫克服下；烦躁不安时，可以口服 1 片地西泮。

3. 周围的人可轻轻按摩病人前胸部，病人深呼吸几次，帮助改善缺氧；若在室内，要立即开窗通风，解开病人衣领，保持呼吸顺畅。

·突发急性心肌梗死

　　病人最突出的表现是胸部疼痛，且范围大、疼痛厉害、时间长，出汗、手足发冷，休息和服药后不能缓解。这时要做以下几件事。

1. 紧急拨打急救电话，同时停止一切活动，原地安静休息；其他人不要搬动或扶着病人走动（图1）。

2. 含服硝酸甘油片1片，无效后，3~5分钟后再服，同时咀嚼300毫克阿司匹林服下，给予情绪不安的病人地西泮1片。

3. 开窗通风，解开衣领、裤腰带、胸罩等，如有氧气袋，先给患者吸氧（图2）。

4. 随时注意病人心跳，可触摸颈动脉搏动点（图3），如果病人心跳停止，要进行心脏复苏。

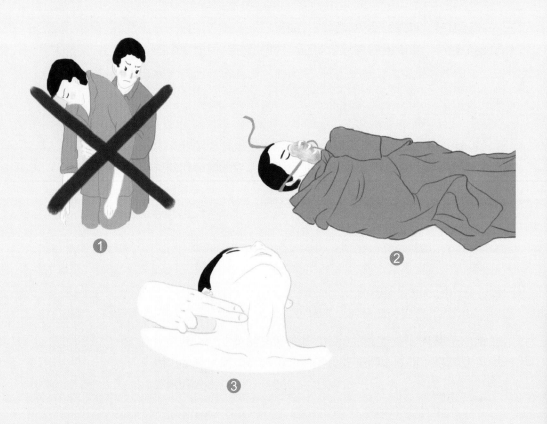

❶　❷　❸

PART 6

高血压饮食＋运动搭配计划

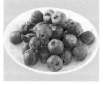 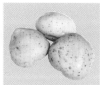 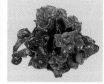

制定饮食 + 运动计划的原则

饮食计划总原则

· 碳水化合物很重要

碳水化合物是人体为体力活动准备的优先的燃料来源。高血压患者可以选择面包、米饭、面食、水果和蔬菜为机体提供了高能量燃料，可以为运动后加快肌肉燃料重新储备。如果碳水化合物摄入不充分，会容易疲劳，对高血压症状不利。具体需要多少量的碳水化合物，取决于个体的运动量和个人要求。

· 蛋白质的摄入不宜多

避免选食过多的肉类，一般情况下，只要合理饮食，蛋白质缺乏很少见。而吃过多的肉食不仅不会给你能量，相反会对人体带来许多危害，增加身体的负荷。如过多的蛋白质摄入可同时带入过多的脂肪，时间一长很可能引起高脂血症、冠心病等，给高血压患者带来新的健康威胁。

· 补水饮料的选择

要获得良好的锻炼效果，饮料必不可少。在运动期间，体内流质减少会增加身体不适的可能性。锻炼之前、期间及之后要喝饮料，并把这作为锻炼计划的一部分。养成多喝饮料的习惯，哪怕在不锻炼的日子也是这样。白开水、果蔬汁或者矿泉水都是不错的选择。酒精和咖啡因会导致人体脱水，不推荐作为运动饮品。

· 饮食时间的设定

运动前两三小时，来一顿低脂肪、高碳水化合物的饭菜。吃些熟悉且易消化的食品。水果、酸奶、硬面包圈、或者一碗谷类食品都是良好的选择。如果你在早上空腹锻炼，就要有前一天储备下来的足够能量来维持 60 分钟到 90 分钟的锻炼。如果你在当天晚些时候锻炼，而且离上一餐过了 4 小时以上，那么应当在开始锻炼前 45 分钟到 60 分钟吃些点心。

运动后饮食的完善

· 饮食的补充及身体恢复

运动后，补充肌肉中的糖原很重要。在锻炼后 30 分钟内吃些富含碳水化合物的饮食或者点心，对摄入的碳水化合物最易吸收。水果、谷类食品这些食品易于食用。

· 补充运动中流失的钠和钾

锻炼期间流失的这两种元素可以通过食品来补充。应当吃些富含钾元素的水果和蔬菜，譬如香蕉、橙子、番茄等。锻炼后如出汗较多，可往饮料中稍微加一点儿盐，补充因出汗而流失的钠。

· 其他维生素和矿物质

除了钾和钠以外，体力活动可能会加大人体对某些维生素和矿物质的需求。如果摄入的热量充足，热量又来自营养食品，那么不需要担心。

一个完整的运动项目，饮食的安排也是其中重要的一环，注意饮食方面的合理安排，对发挥运动的功能能起到锦上添花的效果，高血压患者也会慢慢看到自己运动的成果。

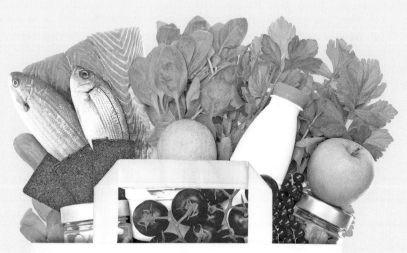

高血压患者
制定运动计划的原则

高血压患者在制定运动计划时，要考虑到，不是所有运动都适合。由于疾病的特殊性，运动前应遵循以下三个原则。

·原则一：以有氧代谢为原则

尽量避免在运动中做推、拉、举重等力量性练习或憋气等练习，这些不利于高血压病情的温定，很有可能引起大麻烦。而全身性、有节奏、易放松的运动项目，如太极拳、降压操、散步、慢跑、游泳等，是适宜选择的。

·原则二：运动的频度要合理

高血压患者要根据个人对运动的反应和适应程度，采用个体化的计划。每周3次或隔日1次，或每周5次等不同的间隔周期都可以。每周运动少于2次很难取得运动效果，坚持每天都运动的话，运动量尽量小些。

·原则三：病情严重者不宜选择

运动只适合于临界高血压、轻度和中度原发性高血压以及部分病情稳定的重度高血压患者。如果高血压患者血压波动大，或伴有严重并发症、抗高血压药不良反应未能控制，或者运动中血压过度增高，有这些情况都不可采用运动疗法。

少不了的高血压自我监测

高血压患者应该定期监测血压，这样有助于掌握血压控制情况，以免控制不理想，医生可以针对不同病情及时调整治疗方案。

·高血压患者定期检查项目

高血压可导致卒中、高血压性心脏病和肾衰竭等多种严重并发症，检查项目通常包括有血液、眼底、心功能、胸部X线、尿液及肾功能等项目。

·偶测血压与动态血压

偶测血压就是被测者在没有任何准备的情况下测得的血压。如门诊、体检或普查所测得的血压。偶测血压临床上虽然应用广泛，但存在很多局限性和缺点，如不同的医护人员在同一条件下，测量同一被测对象，血压之间可能有显著误差；同一被测对象在不同时间的偶测血压也可能有显著的波动等。

因此，单次偶测血压不能代表真实的血压值，可以采用以下三种方法进行改善。

1. 被测者在充分休息的条件下，由医护人员在不同的时间，多次反复测量血压值。

2. 有资料表明，部分被测者由医护人员所测得的血压值，始终高于患者家属或患者自己所测量的血压值，即"白大衣现象"，这时可由患者家属或患者自己测量血压。

3. 使用全自动血压记录仪监测血压。动态血压全称为无创性血压监测（ABPM），是通过佩带血压记录仪连续记录按设计模式要求的白昼、夜间血压，从而避免了单次测血压之间的客观差异和"白大衣现象"，它有助于筛选临界及轻度高血压，有助于评价降压药物的降压效果，有助于探讨靶器官损伤程度并估计预后等。

·如何安排自我测压时间

为了掌握血压情况及自我判断降压药物的疗效，患者应该经常在家中自测血压。那么，每天什么时间测血压较好呢？

研究发现，大多数人血压呈明显昼夜节律性：白天活动状态血压较高（两个高峰期，即上午6~10时及下午16~20时），夜间入睡后血压较低。因此，有必要在白天的两个血压高峰测血压，了解一天中血压的最高点。

不同降压药物的作用时间是不同的，每日服用不同的降压药，长效制剂降压作用持续时间为24小时左右，短效制剂在

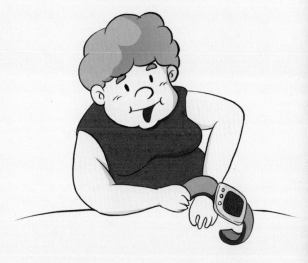

6~8小时疗效即消失，中效制剂作用时间约12小时。何时测血压来判断药物疗效呢？

1. 每天清晨睡醒时测血压
此时血压水平反映了所服药物降压作用能否持续到次日清晨。若清晨血压极高，则应测24小时动态血压，以便了解睡眠状态血压。如果夜间睡眠时血压和白天水平相同，则应当在睡前加服降压药；若夜间睡眠时血压很低，清晨突然血压升高，则应在刚醒时甚至清晨3~5点时提前服降压药。

2. 服降压药后2~6小时测血压
短效制剂通常在服药2小时后出现降压效果，中效及长效制剂的降压作用高峰分别在服药2~4小时、3~6小时后出现，此时段测压基本反映了药物的最大降压效果。

掌握自测血压的时间能较客观地反映用药后的效果，帮助医生及时调整药物剂量及服药时间。

下 篇

高脂血症饮食+运动

PART 1

饮食疗法是降血脂的第一大法宝

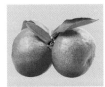 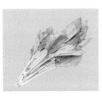 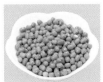

降血脂饮食法则

减少油脂摄入的烹调方法

· 食物宜切成大块

将所要烹饪的食物切成大块能减少食材的总面积，烹饪起来吸油少，不易耗油，减少了油的摄入量。

· 选用蒸、煮、卤、凉拌等烹饪方式

这些烹饪方式能减少用油量。在熬蔬菜汤时，可选香菇、胡萝卜等熬汤，再少放一点儿油，不但味道鲜美，用油量减少，还可以减少食盐的用量。另外，可先汆烫再煎煮，先将部分脂肪汆掉，以减少油摄入量。

· 在食材外加一层薄的面衣

用油时，面衣或多或少会吸收一些油，高脂血症患者在食用时，可以不食面衣，这样能减少油脂的摄入量。

· 使用烤箱或不粘锅

减少煎炸，少用油，多使用烤箱烤，也能做出美味的食物；不粘锅能够防止油烧焦对身体的危害，还能减少用油量。

一些常见的烹饪方式的吸油率

清炸鱼 3%~5%，干炸 7%~10%；
生炒蔬菜 7%~10%，焯后煎炒 3%~4%；
煎鸡蛋、煎肉 4% 左右。

· 常见食物胆固醇含量

（每100克可食部分）

胆固醇含量	鱼、肉及内脏类	其他类
< 100 毫克	瘦牛肉、瘦羊肉、兔肉、鸭肉、黄鱼、带鱼、鲤鱼、鲫鱼等	牛奶、酸奶、虾、海蜇、海参等
100~150 毫克	猪肉、羊肚、牛心、牛肚、牛大肠、鸡肉、鸡血、鲢鱼、鳝鱼等	全脂奶粉、对虾、羊油等
> 150 毫克	肥牛肉、猪肝、猪肾、牛肝、牛肾、羊肝、鸡肝、凤尾鱼等	鸡蛋粉、鹌鹑蛋、虾皮、蟹黄等

改善甘油三酯值的饮食要点

· 均衡营养，食物摄入要适量

饮食是导致体内甘油三酯增加的主要因素，吃得过多难免会导致甘油三酯的含量升高，从而导致高脂血症，对身体健康产生危害。因此改善甘油三酯值，首先要从改变饮食做起。

高脂血症患者每日的能量摄入应该有一个标准，每天严格要求自己不要超出所设定的范围，控制好自己的饮食摄入。如每日所吃脂肪的能量 < 30% 总能量，饱和脂肪酸 < 10%。当然，不同的人要根据自身的具体情况，合理地衡量自己的能量摄入，它与一个人的体质类型，从事的工作类型以及活动强度等有直接关系。

· 计算体质类型

体重指数（BMI）是经常用来衡量体重是否超标的重要指标。

BMI = 体重（千克）÷ 身高（米）^{2}

你可以根据以下 BMI 的评定标准，看一看自己的体重类型属于哪类。

BMI 的评定标准（WHO）

极重度肥胖 BMI ≥ 40；
重度肥胖 BMI 35 ~ 39.9；
肥胖 BMI 30 ~ 34.9；
超重 BMI 25 ~ 29.9；
正常 BMI 18.9 ~ 24.9；
消瘦 BMI ≤ 18.9。
通常：标准体重（千克）= 身高（厘米）- 105。

· 判断日常活动强度

轻体力劳动：以站着或少量走动为主的工作，如教师、售货员等；以坐着为主的工作，如售票员、办公室职员等。

中等体力劳动：如学生的日常活动等。

重体力劳动：如体育运动，非机械化的装卸、伐木、采矿、砸石等类型的工作等。

· 不同劳动强度所需能量

劳动强度	每天标准体重所需的能量 （单位：千卡／千克）
轻体力劳动	20~25
中等体力劳动	30~35
重体力劳动	35~45

3. 计算每天所需总能量

每天所需总能量＝标准体重（千克）× 每天标准体重需要的能量（千卡／千克）

通常，高脂血症患者每天的饮食量，可以参考以下标准：

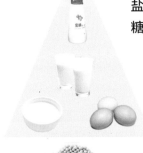

盐 5 克以内
糖 10 克

奶及奶制品 300 克
蛋类 25~50 克

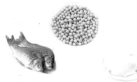

鱼肉、贝类和豆类 65~100 克
油脂 < 25 克

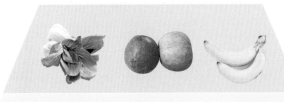

蔬菜 400~500 克
水果 200 克

主食 250~300 克

养成良好的饮食习惯

除了每天要按标准摄入合理的能量外，养成良好的饮食习惯，对高脂血症患者改善甘油三酯值，也是大有好处的。

·三餐定时吃

每天的三餐都要按时进食，尤其是早餐。很多人早餐不吃，午餐和晚餐吃得很多，睡觉之前还要吃一些宵夜。这对健康是很不利的，容易导致血糖上升以及体内的甘油三酯水平升高，甘油三酯升高也会带来坏胆固醇升高，动脉硬化的危险性增加。而且，甘油三酯升高，会加速脂肪细胞的吸收、储存，引起内脏型肥胖的发生，从而为脑血管病、心脏病埋下祸根。

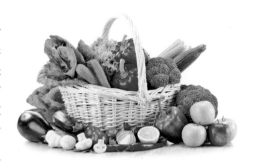

高脂血症患者可以多吃些新鲜蔬果。

·减少外出就餐的频率

亲朋好友的邀请、逢年过节的聚会、时不时出去吃点，餐桌上一道道的美食——鸡鸭鱼肉、海鲜美酒等，让人胃口大开，享受美味的食物，还能带来愉悦的心情……但是，为了自身的健康，享受健康生活，保证机体的甘油三酯水平不至于过高，高脂血症患者最好还是减少外出就餐的频率，控制住自己的嘴巴。

如果一定要在外面吃饭，也要注意菜式的选择。

中餐较油腻，尽可能选择蔬菜丰富、油脂少的食物。

西餐可以适当多点鱼类，少些肉类、鲜奶油类以及培根。

日餐以鱼类、蔬菜类为主，少吃些米饭，生鱼片是不错的选择。

·少吃甜点等零食

零食已经成为人们饮食中不可缺少的一部分，蛋糕、冰激凌、糖果、巧克力等，随处可见，种类也是五花八门。这些零食中糖分的含量较高，偶尔可以作为能量的辅助来源，缓解身体暂时性的能量不足，但是常吃这些含糖高的零食，不仅会导致体内

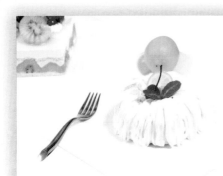

蛋糕等甜点还是少吃为好。

甘油三酯的水平上升，还会影响人的食欲，导致其他必需营养物质的吸收减少，以及增加肥胖的发生率等，多种不利的方面随之都会出现。不但不利于病情控制，反而增加其他疾病的发生。

因此，高脂血症患者偶尔吃一些零食无妨，但是经常吃就不好了。

· 当心"隐性"脂肪

有些商家为了推广某些食物，往往打出低脂的幌子，但这些食物里面脂肪含量也是相当高的。如果想控制高血脂，应该在日常生活中尽量避免这些"隐性"脂肪。

· 沙拉酱

沙拉酱不甜腻，好吃，越来越受到大众的喜爱。但是，沙拉酱主要原料是色拉油和蛋黄，其中的70%都是脂肪。因此，要想更健康地吃沙拉酱，减少脂肪摄入，需要做些功课，如食材尽量切大块，可以少放一些沙拉酱。

· 面包和糕点

面包和糕点是很多人的零食，但是其中有很多"隐性"脂肪存在：西式面包和蛋糕中含有大量反式脂肪酸，中式糕点是由食用油、面、大量糖和猪油制作而成。因此，对于非要吃面包和糕点的人而言，适量吃全麦面包或无糖糕点会更健康一些。

· 各种馅心食品

市面上售出的冷冻包子、饺子等带馅食品，其馅料大多用了猪油，一些月饼和汤圆馅里面油的含量也不少。如果想吃有馅心的食物，最好自己在家里做一些低油的馅料食品吃。

中医说"五味"

中医认为"天食人以五气，地食人以五味"，天属阳，地属阴，如果我们的饮食懂得节制和取舍，就会有利于人体的阴阳和谐，预防疾病发生。

过食酸味，会导致肝气淫溢亢盛，脾气衰竭。

过食咸味，会导致骨骼损伤，肌肉短缩，心气抑郁。

过食苦味，会引起皮肤粗糙，毛发脱落。

过食甜味，会使心气满闷，气逆作喘，脸色发黑，肾气失衡。

过食辛味，会使人筋脉败坏，精神受损。

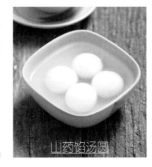

山药馅汤圆

六大营养素改善甘油三酯水平

三大基本营养素

蛋白质是人体的"生命元素"，在摄取时，高脂血症患者应该选择含优质蛋白质丰富的食物，如海鲜类、肉类、蛋奶类、豆类及豆制品等，其中肉类中的脂肪含量较多，要减少食用量，可以选择鱼类来代替，而且鱼肉中还富含 DHA、EPA 等物质，它们能帮助机体减少甘油三酯的含量，是蛋白质来源的绝佳选择。

新视点！

虽然胆固醇过高对健康不利，但是也不能过少。最新研究发现，胆固醇过少会导致细胞膜脆性增加，易出现血管破裂和脑出血等，还可能影响免疫细胞的功能。因此，任何物质适量才是合理的。

脂肪大致可分为饱和脂肪酸和不饱和脂肪酸，后者又分为单不饱和脂肪酸、多不饱和脂肪酸。其中饱和脂肪酸能够增加甘油三酯和"坏"胆固醇的量，主要存在于肉类脂中。植物油中不饱和脂肪酸较丰富，能够降低血液中甘油三酯和胆固醇水平。因此，高脂血症患者宜选择植物油，少吃动物油。

至于碳水化合物，也要控制好摄入量。碳水化合物中的糖类会干扰甘油三酯的控制，大量摄入也会导致脂质升高。

维生素的作用

维生素能够改善高脂血症的状况，防止脂质氧化，能有效预防动脉硬化。由于多数维生素无法在体内合成，因此要积极食用各种富含维生素的食物，蔬菜、水果等是不二之选。

常见维生素与甘油三酯的关系

维生素	作用	常见食物
β-胡萝卜素	β-胡萝卜素能在体内转化成维生素 A，能强化黏膜、活化免疫细胞，还能预防甘油三酯升高引起的动脉硬化	胡萝卜、茼蒿、菠菜、南瓜、小白菜等
B 族维生素	B 族维生素均为水溶性维生素，主要作用在于促进脂代谢、糖代谢，改善肥胖和动脉硬化。其中烟酸、叶酸能减少血脂含量	秋刀鱼、沙丁鱼、红薯、黄豆、牛奶等
维生素 C	维生素 C 能促进胆固醇排泄，防止甘油三酯过高；具有抗氧化作用，能抑制动脉硬化的发展；减少因为压力导致的甘油三酯升高	猕猴桃、草莓、葡萄柚、番茄、青椒、圆白菜、西蓝花等
维生素 E	维生素 E 能够抑制脂质氧化，保护细胞不受损害，抑制动脉硬化，改善血液循环；同时能增加好胆固醇含量	花生、南瓜、鳄梨、核桃、葵花子油、橄榄油等

· 矿物质不可或缺

矿物质能够调节机体三大营养物质的转化，与多种酶的功能有密切关系，维持骨骼、牙齿、毛发、血管等的健康，能促进脂肪代谢，保持甘油三酯的正常。

· 与脂质有关的几种矿物质

镁	保护心血管系统，减少血液中胆固醇含量，防止动脉硬化
钙	降低血清胆固醇
锌	与脂质代谢有关
铬	活化碳水化合物代谢，促进脂质代谢
锰	活化代谢脂质的酶类
硒	是分解氧化脂质酶类的成分之一
碘	能够活化脂质和碳水化合物代谢

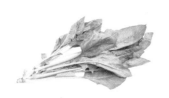

补铁优品——菠菜

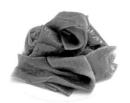

补碘冠军——海带

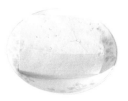

补钙常客——豆腐

· 积极摄取膳食纤维

膳食纤维能够吸收肠道内多余的甘油三酯、胆固醇，促进其排出体外，降低体内胆固醇的含量，而且膳食纤维不能被人体吸收，不会导致能量的增加，高脂血症患者应该积极选择富含膳食纤维的食物，每日从食物中摄取的膳食纤维不要少于 25 克。

膳食纤维通常分为水溶性和非水溶性两种。水溶性膳食纤维在肠道内会变成含水的成分，吸收甘油三酯和胆固醇；非水溶性膳食纤维也能吸收水分，然后会膨胀，刺激肠道蠕动，促进废物排泄，防止便秘的发生。

富含非水溶性膳食纤维的食物有糙米、圆白菜、胡萝卜、干香菇、木耳、草莓等，适合喜欢油腻食物、经常便秘的人经常食用；水溶性膳食纤维丰富的食物有海带、苹果、柑橘、桃子、柠檬、山药、魔芋等，甘油三酯高、血糖高、担心肥胖的人应该多食。

食物种类	常见食物	膳食纤维含量 （克/100克）
主食类	小麦	10.8
	燕麦	5.3
	薏米	2.0
豆类	黄豆	15.5
	黑豆	10.8
	绿豆	6.4
	毛豆	4.0
	豌豆	3.0
水果类	橙子	3.3
	梨	3.1
	柑橘	2.6
	菠萝	1.8
蔬菜和菌类	木耳（干）	29.9
	金针菇	2.7
	荠菜	1.7
坚果类	松子	10.0
	杏仁	8.0

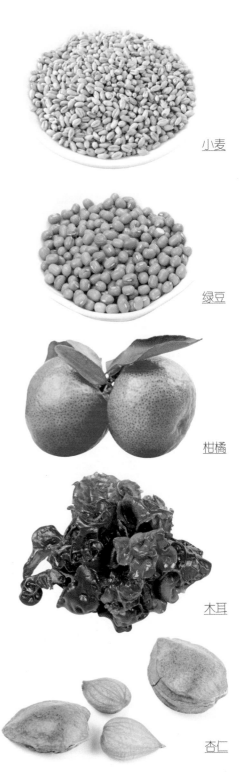

小麦

绿豆

柑橘

木耳

杏仁

科学对待饮品

· 合理饮酒

酒虽然被称为"百药之长"，但是，对高脂血症患者来说，喝酒要慎重，合理饮用，才能避免高脂血症，降低对身体的危害。

不同种类的酒，热量、酒精含量、对身体的作用均不相同，每天喝多少才合适呢？在喝酒之前，最好有一个大致的了解，这样，心里才会"有谱"。

中国营养学会建议：成年男性每天的酒精饮用量不超过 25 克，相当于啤酒 750 毫升，或葡萄酒 250 毫升，或 38 度白酒 75 毫升；女性则为每天不超过 15 克，相当于啤酒 450 毫升，或葡萄酒 150 毫升，或 38 度白酒 50 毫升。

另外，何如科学地饮酒也是非常重要的。

· 喝酒前，先喝些开水或淡茶

这样做能部分缓解口渴状态，减少喝酒的量。同时，喝酒过程中喝些茶水，有助于防止脱水。

· 饮酒前吃啥好

空腹喝酒对肝脏、胃肠道等会产生危害，不利于身体健康，还会导致饮酒过量，所以饮酒前最好先吃一些食物，如奶类和豆浆等蛋白质饮料；富含淀粉的食物；富含 B 族维生素的食物；富含果胶的水果和蔬菜。这些食物在胃里停留时间较长，能够和酒精结合，延缓身体对酒精的吸收，像 B 族维生素还是酒精解毒过程中肝脏所需要的营养素。

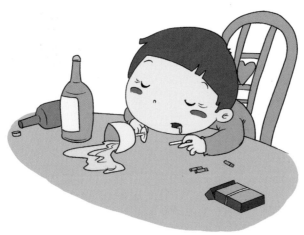

烟酒每天不离身，健康迟早会吃亏！

·合理选择下酒菜

下酒菜的选择，要避免吃油炸、腌制食品，可选择鱼类、豆制品、蔬菜、海藻等低脂、高纤维的食物。

·每周3天禁酒

经常喝酒的高脂血症患者每周给自己规定3天不喝酒，如周一、周四、周日三天，对防止肝脏损伤，稳定血脂有很好的作用。当然，能不喝尽量不喝。

·茶的选择

茶叶（尤其是绿茶）中含有茶多酚类化合物，能有效抑制机体对脂质的吸收，减少血清胆固醇的积累，还有抗氧化和清除自由基的作用，从而抑制脂质的过氧化进程，对抗自由基和过氧化脂质对血管内膜的损伤，防止动脉粥样硬化。

·茶的选择

研究发现，绿茶中含有5种儿茶素（儿茶素是茶多酚的主体成分，占茶多酚总量的65%~80%），茉莉花茶中含有7种儿茶素，苦丁茶和人参茶中未检测到儿茶素类成分。研究初步确定，绿茶中茶多酚的含量为2%、茉莉花茶为4%，所以，高脂血症患者最宜饮用茉莉花茶和绿茶。

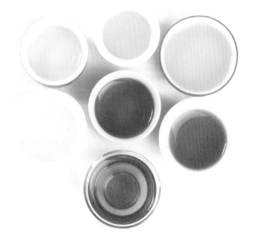

实验研究证明，常饮各种茶水均有调节血脂、促进脂肪代谢的功效。

·如何饮茶才科学

饮茶的数量及种类，要根据高脂血症患者的体质和饮茶后的感觉调整。如绿茶有减肥作用，红茶经发酵适合脾胃虚寒、慢性胃炎的患者饮用，花茶则适宜各类人群。

需要注意的是，不饮浓茶、冷茶、凉茶；睡前不饮茶，隔夜茶不饮；饭后1小时以后再饮茶；不要用茶服药。

每天要多喝水

清晨一杯水

清晨起床后喝一杯水，不仅可以帮助稀释血液，降低血液黏稠度，促进血液通畅，降低血脂，还能减少脑血栓和心肌梗死的发生。

睡前一杯水

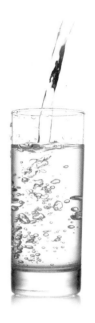

睡前常喝一杯白开水，可以促进夜间的血液循环。因为夜间饮水量大大减少，人体的血液会变得黏稠，导致第二天容易出现头晕等症状。

有些老年人担心睡前饮水会引起夜尿频多，要知道，老年人膀胱萎缩，即使不喝水，夜尿多的现象也会出现。而且老年人血液浓度高，可引起血管堵塞，导致脑梗死出现。因此患高脂血症的老年人要养成在睡前2小时饮一杯温水的习惯。此外，高脂血症患者沐浴前也要喝一杯水，以免长时间沐浴造成体内水分的流失。

饮水要少量多次

饮水同饮食一样也有讲究，不能一次喝大量的水，然后很长时间不再喝，这样对稳定血脂没有多大的帮助。正确的饮水方法是少量多次，每次1杯（150~200克）。

新鲜的白开水最适宜

白开水经煮沸后，水中微生物大大减少，同时保留了对人体有益的钙、镁等元素。中老年高脂血症患者在清晨喝杯凉白开，可以帮助稀释血液，降低血黏稠度，促进血液循环，预防血栓和心脑血管疾病的发生，还有补水利尿、美容等功效。

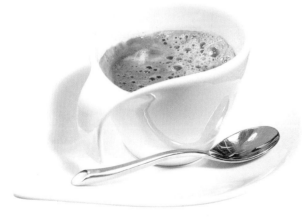

咖啡会增加体内胆固醇水平，因此，高脂血症的患者要少喝咖啡。

选好进食方式，控制血脂升高

防止血脂升高，除了饮食的选择以及良好的饮食习惯之外，进食方式也是很重要的一方面，对帮助控制血脂有很好的辅助效果。

· 吃东西要细嚼慢咽

进食 20 分钟以后，人体的饱食中枢才会受到相应的刺激，因此，将食物放进嘴里后，不要着急咀嚼吞咽下去，要细嚼慢咽，在嘴里咀嚼 20~30 次后，再咽下去，这样，即使吃得没有十成饱，大脑的中枢也很容易得到饱腹感，饮食就不会过量了。

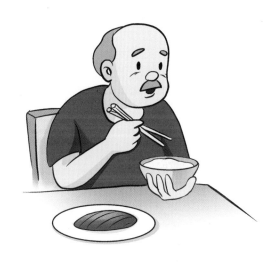

· 每餐只吃七八成饱

高脂血症患者养成用餐吃七八成饱的习惯，对健康有很大的好处。

对高脂血症患者而言，吃得过

每餐吃七八成饱，对控制血脂很有效果，吃饱了就不要再继续吃了。

多，不仅会使血脂得不到控制，增加动脉硬化的危险，而且吃得过饱会使血液过多地集中在胃肠道，容易造成心脏和大脑等器官的供血不足，从而引起身体不适，导致机体出现其他方面的疾病。因此，每餐不宜过饱，给胃肠留些"空间"，好好调整。

· 加入有嚼劲的食物

食物中加入根茎类、魔芋等嚼劲大的食物，可以防止吃得太快和太多，而且还能增加饱腹感，对预防饮食过量很有意义。

· 先从低热量的食物开始吃

吃饭时，先吃热量低的蔬菜类、海藻类等食物，或者从血糖生成指数低的食物开始吃也可以，最后吃米面食物，这样饱腹感容易尽早出现，吃得也就相对少了。

· 日常饮食小妙招

· 先吃自己爱吃的食物

爱吃的食物最后再吃，会很容易吃得过多，先吃掉自己爱吃的食物，别留到最后。

· 吃饭要专心

吃饭时不要一心二用，如吃饭时看电视、喝啤酒、聊天、看手机等，会不知不觉延长进餐的时间，可想而知，饮食量也就不可避免地增多了。

· 周末要管住嘴

很多人一到周末，就会约上几个好友一起"大快朵颐"一番，殊不知这样会让自己之前的努力白白浪费掉，甚至会导致血脂突然升高，出现意外情况。因此不要给自己定的饮食计划"放假"哦！

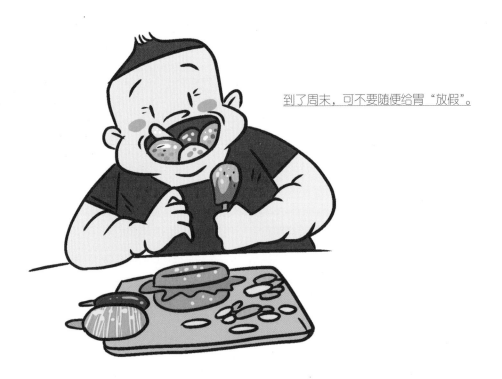

到了周末，可不要随便给胃"放假"。

PART 2

厨房里的降脂「良药」

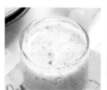 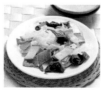 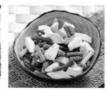

玉　米

降低血液胆固醇浓度

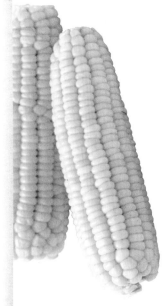

鲜玉米每天不应超过100克，玉米面每天70克为宜。

玉米粥
玉米粒和大米一起煮粥，经常食用，可帮助降低血清中胆固醇的含量。

降脂金牌营养素 | 不饱和脂肪酸　烟酸

·降脂功效全记录

玉米中的油酸、亚油酸协同玉米胚芽中的维生素 E，能有效降低血液胆固醇浓度，防止其沉积于血管壁上。玉米还含有烟酸，能降低甘油三酯含量。

营养成分（鲜玉米）	每100克含量
不溶性膳食纤维	2.9克
钾	238毫克
维生素 B_1	0.16毫克
维生素 B_2	0.11毫克
叶酸	12微克

·这样吃更降脂

玉米的不饱和脂肪酸、维生素 E 等大部分都集中在玉米胚芽中，食用时一定连胚尖一起食用，这样的降脂效果才更好。

·对哪种并发症有益

·糖尿病

玉米中含有丰富的膳食纤维，长期坚持食用，能起到较好的降低血糖及改善葡萄糖耐量的作用。

特别提醒
胃闷胀气的人及尿失禁患者要少食用玉米。

·这样搭配更降脂

玉米 + 豆类 调节血脂

玉米有防治便秘、助消化的功效；黄豆富含膳食纤维、蛋白质，有辅助降低血脂和胆固醇水平的功效。两者搭配能够调节血脂、促进排便。

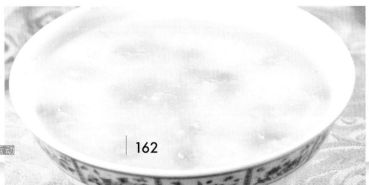

最佳食谱

玉米菠菜粥

降脂开胃

材料·菠菜 25 克，玉米面 50 克。

调料·盐、花椒粉各适量，香油 3 克。

做法·

1. 菠菜择洗干净，放入沸水锅中焯一下，捞出放冷水里过凉，沥干水分后切末。

2. 挑出玉米面中的杂质，将玉米面用冷水调成没有结块的稀糊状。

3. 将调稀后的玉米面糊倒入锅内再加入适量的水煮成稠粥，撒入菠菜末，放入盐、花椒粉和香油调味即可。

贴心提醒
用玉米糁或玉米面都可以做出这道降脂开胃的美味粥。

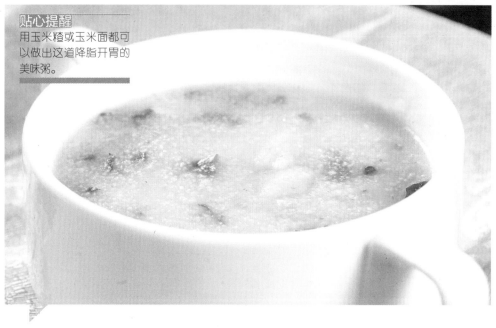

降脂食物组合

菜名	食物组合	菜名	食物组合
蔬菜玉米饼	玉米面＋面粉＋鸡蛋＋胡萝卜＋韭菜	松仁玉米	玉米粒＋松子仁
玉米燕麦糊	玉米面＋燕麦	玉米豆浆	玉米粒＋黄豆
空心菜炒玉米	玉米粒＋空心菜	玉米绿豆粥	玉米糁＋绿豆

荞麦

降低血清胆固醇浓度

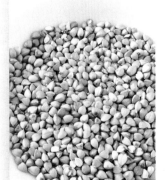

每天60克为宜。

荞麦粥
荞麦煮粥食用有很好的消脂除腻作用。

·降脂功效全记录

荞麦含丰富的膳食纤维和烟酸，能降低血液中胆固醇的含量，镁元素能促进人体纤维蛋白的溶解，抑制凝血酶生成，可有效降低血清胆固醇浓度。

营养成分	每100克含量
蛋白质	9.3克
不溶性膳食纤维	6.5克
维生素 B_1	0.28毫克
维生素 E	4.4毫克
镁	258毫克

·这样吃更降脂

将泡荞麦仁的水和荞麦一同煮食，可以保存荞麦很多降脂营养成分。

·对哪种并发症有益

·高血压

荞麦中含大量黄酮类化合物，芦丁含量可观，能维持毛细血管的抵抗力，抑制血压上升。

特别提醒
1. 荞麦性凉，一次不宜多吃。
2. 胃寒的人不宜食用荞麦，以防消化不良。

·这样搭配更降脂

荞麦 + 牛奶 营养互补

两者搭配，可以补充荞麦中氨基酸的缺乏，使高脂血症患者的营养更均衡。

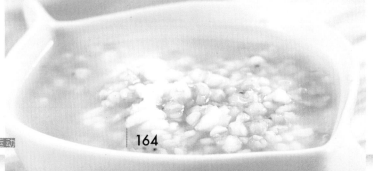

燕麦

减少胆固醇吸收

· 降脂功效全记录

燕麦中含有丰富的亚油酸和膳食纤维，亚油酸能降低血清胆固醇、甘油三酯的浓度，膳食纤维可促进肠蠕动，减少胆固醇的吸收，还可与胆汁酸、胆固醇结合，降低血清胆固醇浓度，有效降血脂。

营养成分	每100克含量
蛋白质	15克
膳食纤维	5.3克
维生素B$_1$	0.3毫克
钙	186毫克
锌	2.59毫克

· 这样吃更降脂

焖米饭或者做馒头时加入少许燕麦，既能促进消化，又能防止血脂升高，平稳血糖，还能使食物更筋道。

· 对哪种并发症有益

· 糖尿病

燕麦中的膳食纤维可延长食物在胃里停留的时间，推迟机体对淀粉的消化吸收，从而减缓餐后血糖的上升速度，起到稳定血糖的作用。

特别提醒

燕麦一次不宜食用太多，以免造成胃痉挛或腹部胀气。

· 这样搭配更降脂

燕麦片 + 草莓 保护心血管健康

草莓可帮助改善人体血脂水平和血小板功能，搭配对胆固醇有吸收作用的燕麦片一起食用，可以调节血脂，保护心血管健康。

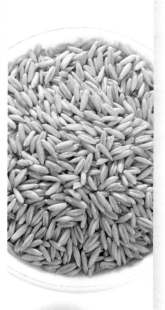

每天40克为宜。

红薯

防治动脉粥样硬化

·降脂功效全记录

红薯富含β－胡萝卜素、维生素C，两者具有抗氧化作用，能够预防心血管系统的脂质沉积，防治动脉粥样硬化，还能促使皮下脂肪减少，可有效降低血脂。

营养成分	每100克含量
蛋白质	1.4克
膳食纤维	1.6克
胡萝卜素	220微克
维生素C	26毫克
镁	17毫克

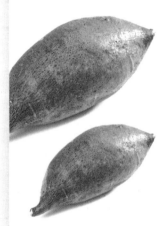

·这样吃更降脂

红薯切成小块煮粥食用，不但能促进降脂元素的吸收，对胃肠道也有好处。

·对哪种并发症有益

·糖尿病

红薯富含膳食纤维，能促进肠胃蠕动，延长食物在肠内的停留时间，降低葡萄糖的吸收速度，稳定餐后血糖。

特别提醒

红薯一次不宜食用过多，防止胃灼热、吐酸水、腹胀排气等症状的发生。

红薯每天不超过500克为宜。

·这样搭配更降脂

红薯 ＋ 牛奶 护肝、强心

红薯富含膳食纤维，搭配牛奶一起食用，可以强化心脏与肝脏功能，同时还能预防动脉硬化与高血压，降低胆固醇。

红薯粥
经常食用红薯粥，对控制高脂血症患者体重过胖很有帮助。

红薯蒸饭

调节脾胃，清除宿便

材料 · 糙米 150 克，红薯 100 克。

做法 ·

1. 糙米洗净，浸泡 2 小时，沥干；红薯去皮洗净，切成小丁。

2. 锅置火上，倒入泡好的糙米与适量水，放入红薯丁，盖上盖蒸至饭熟即可。

贴心提醒
可以加上少许南瓜，有益视力健康，还能促进排尿，防止水肿。

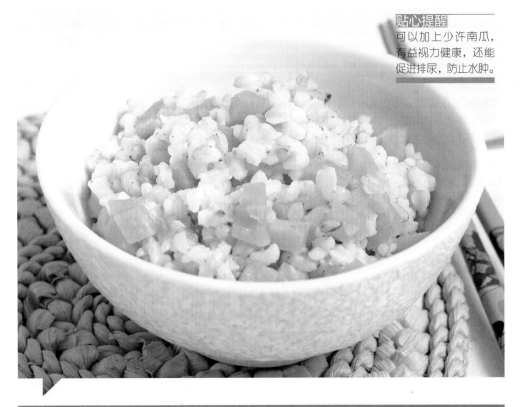

降脂食物组合			
菜名	食物组合	菜名	食物组合
红薯红豆汤	红薯＋红豆	红薯藕粉羹	红薯＋藕粉
绿豆红薯豆浆	红薯＋绿豆＋黄豆	红薯大米糊	红薯＋大米
红薯银耳枸杞羹	红薯＋银耳＋枸杞子	猕猴桃红薯泥	猕猴桃＋红薯

黄豆

加速脂肪和胆固醇分解

降脂金牌营养素｜黄豆蛋白 异黄酮 卵磷脂

·降脂功效全记录

黄豆蛋白能有效降低血液中多余胆固醇。异黄酮能抗氧化，保护血管，预防动脉硬化。卵磷脂可以加速脂肪和胆固醇分解，化解体内脂质蓄积形成的硬化斑块。

营养成分	每 100 克含量
蛋白质	35.0 克
膳食纤维	15.5 克
维生素 B_1	0.41 毫克
维生素 E	18.9 毫克
镁	199 毫克

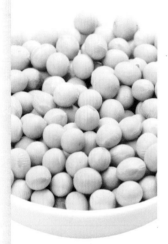

·这样吃更降脂

用黑醋将黄豆泡好（15 天左右），每天坚持吃 20～30 粒，能收到降血脂、抗氧化的效果。

·对哪种并发症有益

·脂肪肝

黄豆中含有皂苷，能抑制体重增加，减少脂肪含量。对预防高脂血症并发肥胖症和脂肪肝有一定的作用。

> **特别提醒**
> 1. 黄豆性寒，胃寒者和易腹泻、腹胀、脾虚者以及常出现遗精的肾亏者不宜多食。
> 2. 黄豆不宜生食，以免引起腹胀、腹泻、呕吐、发热等中毒症状。

每天 40 克为宜。

·这样搭配更降脂

黄豆 + 茄子 **养血、保护血管**

茄子和黄豆搭配食用，能起到养血、通气、保护血管的作用，适宜中老年高脂血症患者食用。

绿豆南瓜豆浆

平稳血压和血脂

材料·绿豆20克，南瓜、黄豆各50克。

做法·

1. 黄豆洗净，用清水浸泡10～12小时；绿豆淘洗干净，用清水浸泡2小时；南瓜去皮除子，洗净，切小块。

2. 将上述材料倒入全自动豆浆机中，加水至上、下水位线之间，按"豆浆"键，煮至豆浆机提示豆浆做好过滤即可。

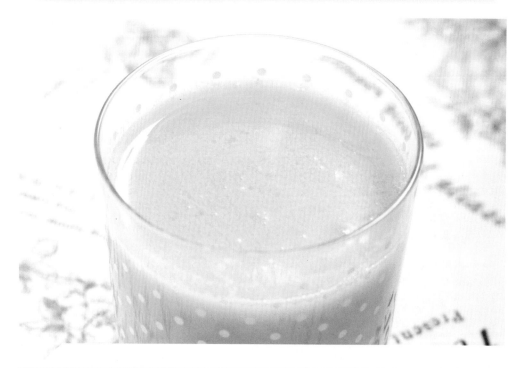

降脂食物组合			
菜名	食物组合	菜名	食物组合
香椿炝黄豆	黄豆＋香椿	黄豆黑米糊	黄豆＋黑米
海带黄豆汤	黄豆＋海带	黄豆烧茄子	黄豆＋茄子
四喜黄豆	黄豆＋青豆＋胡萝卜＋莲子＋瘦肉	黄豆黑豆豆浆	黄豆＋黑豆

芹菜

清除胆固醇和低密度脂蛋白

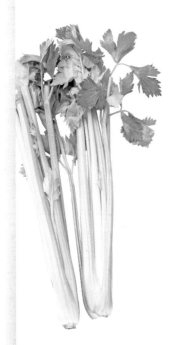

每天 100 克为宜。

降脂金牌营养素 | 维生素 P　黄酮类化合物　芹绿素

· 降脂功效全记录

芹菜富含维生素 P 及多种黄酮类化合物，有降血脂的作用，芹菜甲素被公认为是降血脂的有效成分，芹绿素能清除附着在血管壁上的胆固醇、低密度脂蛋白，可帮助降脂。

营养成分	每 100 克含量
蛋白质	1.2 克
维生素 B$_2$	0.08 毫克
不溶性膳食纤维	1.4 毫克
钾	206 毫克
铁	0.8 毫克

· 这样吃更降脂

芹菜叶中所含的胡萝卜素、维生素 C 以及降脂营养素比茎部不差，食用时连鲜嫩的芹菜叶一起吃掉，如做汤、拌凉菜，都能辅助降血脂。

· 对哪种并发症有益

· 糖尿病

芹菜中含有较多的膳食纤维，能够抑制消化道对葡萄糖的快速吸收，有平稳血糖的作用。

特别提醒

芹菜烹炒不宜过于烂熟，以免营养素的严重流失。

· 这样搭配更降压

芹菜 + 牛肉 辅助降脂

牛肉所含胆固醇相对较低，且是优质蛋白质的食材来源之一，搭配含有膳食纤维、铁、芹菜素的芹菜一同食用，对高脂血症患者有一定的辅助食疗作用。

最佳食谱

虾仁芹菜
维持血脂稳定

材料 · 芹菜 200 克，鲜虾仁 100 克。

调料 · 葱丝、姜丝、盐各适量。

做法 ·

1. 芹菜择洗干净，入沸水中焯透，捞出，切段；鲜虾仁洗净，沥干水分。

2. 锅置火上，倒入植物油，待油温烧至七成热，加葱丝、姜丝炒香，放入鲜虾仁滑熟，倒入芹菜段翻炒均匀，用盐调味即可。

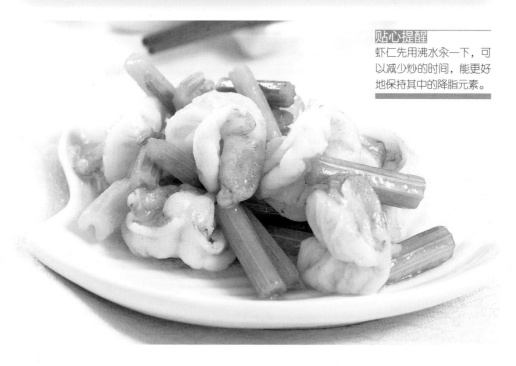

贴心提醒
虾仁先用沸水汆一下，可以减少炒的时间，能更好地保持其中的降脂元素。

降脂食物组合			
菜名	食物组合	菜名	食物组合
芹菜肉丝	芹菜 + 猪瘦肉	鲜芹苹果汁	芹菜 + 苹果
芹菜粥	芹菜 + 大米	芹菜土豆片	土豆 + 芹菜
芹菜炝拌腐竹	芹菜 + 腐竹	芹菜烧荸荠	芹菜 + 荸荠

韭 菜

减少胆固醇吸收

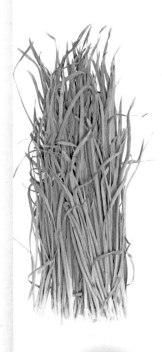

每天 50~100 克为宜。

降脂金牌营养素 | 膳食纤维

·降脂功效全记录

韭菜内含膳食纤维多，能促进肠道蠕动，减少对胆固醇的吸收，起到预防和辅助治疗动脉硬化、高脂血症等疾病的作用。

营养成分	每 100 克含量
蛋白质	2.4 克
胡萝卜素	1410 微克
不溶性膳食纤维	1.4 克
维生素 C	24 毫克
钾	247 毫克

·这样吃更降脂

韭菜炒食，或与猪肉、鸡蛋等搭配做馅等，都能起到较好的降脂作用，与此同时，还能使营养物质丰富，有益于身体健康。

·对哪种并发症有益

·糖尿病

韭菜含挥发油和含硫化合物以及钙、磷、镁、锌等元素，有降低血糖的作用，而且韭菜含糖量低，食用后不会引起血糖的波动。

特别提醒

阴虚火旺、有眼疾者不宜食用韭菜。

·这样搭配更降脂

韭菜 + 瘦猪肉 **降血脂**

韭菜中含有的挥发性精油及含硫化合物，有降低血脂的作用；而瘦猪肉是优质蛋白质的良好来源，能帮助提高韭菜中营养素的吸收。

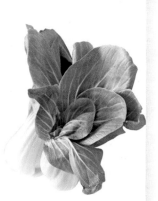

油菜

促进脂类物质的排出

· 降脂功效全记录

油菜可与食物中的胆酸盐、胆固醇及甘油三酯结合，并促进这些物质的排出，减少机体对脂类的吸收，有效预防高脂血症。

营养成分	每 100 克含量
蛋白质	1.8 克
胡萝卜素	620 微克
不溶性膳食纤维	1.1 克
维生素 C	36 毫克
叶酸	103.9 微克

· 这样吃更降脂

食用油菜时，要现做现切，大火爆炒，这样可以减少对其降脂成分的破坏。

· 对哪种并发症有益

· 糖尿病

油菜中含有较多的维生素 C，能够帮助维持胰岛素的功能，促进机体对葡萄糖的利用，还有利于胰岛素形成，达到稳定血糖的作用。

特别提醒

油菜性凉，有行血破气的作用，孕妈在孕早期不宜多吃。

· 这样搭配更降脂

油菜 + 豆腐 辅助降血脂

油菜为低脂蔬菜，且富含膳食纤维，能与食物中的甘油三酯结合，促进其排出，搭配营养丰富的豆腐，可以减少脂类吸收，辅助降血脂。

每天 100 克为宜。

圆白菜

预防血液黏稠

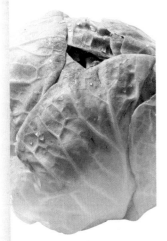

降脂金牌营养素 | 酸类物质

· 降脂功效全记录

　　圆白菜中含有的一种酸类物质，能抑制碳水化合物向脂肪的转化，防止血液黏稠和动脉粥样硬化的发生，还有很好的减肥效果。

营养成分	每 100 克含量
蛋白质	1.5 克
不溶性膳食纤维	1.0 克
碳水化合物	4.6 克
维生素 C	40 毫克
镁	12 毫克

· 这样吃更降脂

　　圆白菜煮粥食用，搭配其他蔬菜煮粥或凉拌都是不错的选择，或者直接榨汁饮用，对高脂血症患者的胃部健康能起到一定的保护作用。

· 对哪种并发症有益

· 慢性病

　　圆白菜对心脏局部缺血、胆石症、肝炎及胆囊炎等慢性病有很好的辅助治疗作用。

特别提醒

圆白菜含有较多粗纤维，脾虚的人不宜多食。

· 这样搭配更降脂

圆白菜 + 芹菜 **清理血液垃圾**

　　圆白菜含有较丰富的胡萝卜素、维生素 C、钙；而芹菜中膳食纤维较丰富，两者搭配食用，可以帮助清理血液垃圾，保护血管健康，对高脂血症有一定的食疗功效。

每天 200 克以内为宜。

西蓝花

预防高脂血症并发症

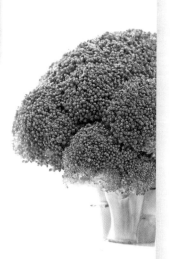

· 降脂功效全记录

西蓝花含有芥子油、靛基质等含硫化合物以及膳食纤维，对高脂血症患者很有益处。芥子油、靛基质等可以预防动脉硬化等高脂血症并发症，膳食纤维可以降低胆固醇。

营养成分	每 100 克含量
蛋白质	4.1 克
不溶性膳食纤维	1.6 克
碳水化合物	4.3 克
维生素 C	51 毫克
胡萝卜素	7210 微克

· 这样吃更降脂

在烹调时，可先将其用沸水焯水，断生后急火快炒，调味迅速出锅，能减少维生素 C 和抗癌化合物的损失，保持其有益的降脂成分。

· 对哪种并发症有益

· 糖尿病

西蓝花含有丰富的微量元素铬，能改善 2 型糖尿病患者的糖耐量；膳食纤维也能有效控制血糖，是糖尿病患者的理想食品。

特别提醒

西蓝花中含有少量导致甲状腺肿的物质，吃西蓝花时，可搭配一些富含碘元素的食物，这样就能很好地避免甲状腺肿的发生了。

· 这样搭配更降脂

西蓝花 + 牛肉 适合身体虚弱的患者食用

西蓝花富含维生素和矿物质，有很强的抗氧化功效，可以延缓衰老，防癌抗癌，美白肌肤；牛肉能为人体提供蛋白质，荤素搭配，非常适合身体较虚弱的高脂血症患者食用。

每天 100 克为宜。

魔芋

降低胆固醇浓度

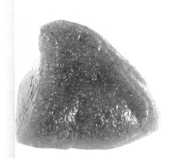

每天 80 克左右为宜。

·降脂功效全记录

魔芋含有的膳食纤维能在肠胃中吸收水分膨胀，从而增强饱腹感，形成胶态物质，延缓脂肪的吸收，从而使血脂含量逐渐下降。膳食纤维还能促进胆固醇转化为胆酸，降低胆固醇浓度，抑止胆固醇的上升。

营养成分	每 100 克含量
蛋白质	4.6 克
碳水化合物	78.8 克
膳食纤维	74.4 克
钾	299 毫克
硒	350.15 微克

·这样吃更降脂

1. 食用经过加工的魔芋时，最好同富含矿物质和维生素的食物一起食用，这样能提高营养价值，有益于高脂血症患者的病情稳定。

2. 魔芋最好用凉拌的方法，能为人体提供丰富的膳食纤维，还可减少油脂的摄入。

·对哪种并发症有益

·胃肠疾病

魔芋有开胃化食的作用，还能清理肠道，对防治高脂血症并发胃肠病有很好的效果。

特别提醒

1. 魔芋一次不宜吃得过多，否则会出现腹胀等不适的感觉。
2. 未加工的生魔芋有毒，煎煮 3 小时以上才可食用。

·这样搭配更降脂

魔芋 + 猪肉 减脂

平时爱吃酸性食物（如肉、甜食等）的高脂血症患者，可以搭配魔芋一同食用，不会过于油腻。

最佳食谱

丝瓜魔芋汤

缓解便秘

材料·丝瓜 300 克，魔芋豆腐、绿豆芽各 100 克。

调料·清汤 800 克，盐 2 克。

做法·

1. 将丝瓜洗净去皮、切块备用；绿豆芽洗净；魔芋豆腐洗净。

2. 锅内倒入清汤煮开，放入丝瓜、魔芋豆腐煮 10 分钟左右。

3. 放入绿豆芽稍煮一下，加盐调味即可。

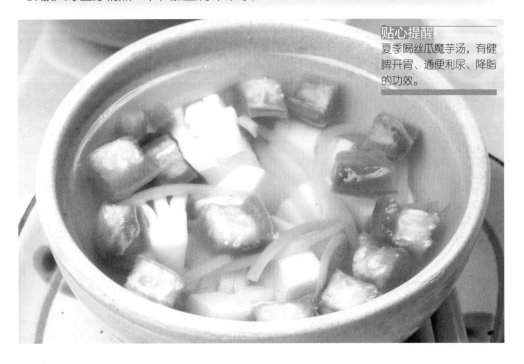

贴心提醒
夏季喝丝瓜魔芋汤，有健脾开胃、通便利尿、降脂的功效。

降脂食物组合			
菜名	食物组合	菜名	食物组合
芹菜拌魔芋	芹菜 + 魔芋	魔芋炖鸡腿	魔芋 + 鸡腿
魔芋烧鸭	魔芋 + 鸭肉	魔芋炒韭菜	魔芋 + 韭菜
魔芋芥菜汤	魔芋 + 芥菜	荷兰豆炒魔芋	魔芋 + 荷兰豆 + 木耳

山药

预防
心血管疾病

降脂金牌营养素 ┃ 黏液蛋白 胆碱 膳食纤维

· 降脂功效全记录

山药含有大量的黏液蛋白、胆碱及膳食纤维，能阻止胆固醇在血管壁上沉积，防止血脂增高，还能预防心血管病。

营养成分	每100克含量
蛋白质	1.9克
碳水化合物	12.4克
不溶性膳食纤维	0.8克
镁	20毫克
钾	213毫克

· 这样吃更降脂

山药切小块煮粥、榨汁是不错的选择，能更好地发挥其降脂作用。

· 对哪种并发症有益

· 糖尿病

山药所含的黏液蛋白能使碳水化合物缓慢吸收，抑制餐后血糖上升速度，还能避免胰岛素分泌过剩，有效调节血糖。

特别提醒

1. 山药有收敛效果，大便干燥的人不宜食用。
2. 糖尿病患者如食用山药，应相应减少主食量。

· 这样搭配更降脂

山药 + 鸽肉 补肝益肾

烹饪鸽肉时加山药，能补肝益肾、健脾止泻，适合高脂血症、高血压及糖尿病患者经常食用。

每天85克为宜。

薏米山药粥
经常食用薏米山药粥，对高脂血症伴血糖偏高的患者有很好的作用。

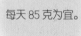

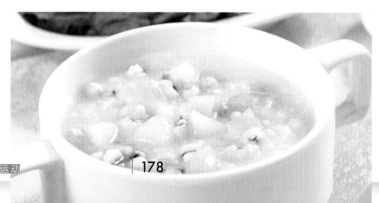

最佳食谱

山药黄瓜汁

调节血脂，降血压

材料·山药 100 克，黄瓜 50 克，柠檬 30 克。

调料·蜂蜜适量。

做法·

1. 山药洗净，去皮，焯水，切碎；黄瓜洗净，切小块；柠檬去皮、子。

2. 将上述食材倒入果汁机中，加入少量凉饮用水，按下开关，搅打均匀后倒入杯中，加入蜂蜜调味即可。

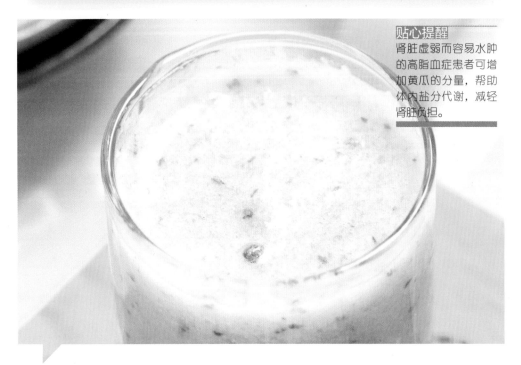

贴心提醒
肾脏虚弱而容易水肿的高脂血症患者可增加黄瓜的分量，帮助体内盐分代谢，减轻肾脏负担。

降脂食物组合

菜名	食物组合	菜名	食物组合
山药茯苓汤	山药＋茯苓	山药煲苦瓜	山药＋苦瓜
红枣山药粥	红枣＋山药＋大米	山药炒番茄	山药＋番茄
山药南瓜汤	山药＋南瓜	山药萝卜粥	山药＋白萝卜＋大米

白萝卜

促进
脂肪代谢

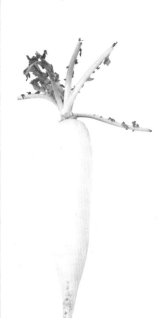

每天 100 克左右
为宜。

·降脂功效全记录

白萝卜中的淀粉酶、氧化酶可以分解食物中的脂肪和淀粉，促进脂肪代谢，降低血胆固醇，防治冠心病。

营养成分	每 100 克含量
碳水化合物	5.0 克
不溶性膳食纤维	1.0 克
维生素 C	21 毫克
钙	36 毫克
钾	173 毫克

·这样吃更降脂

1. 食用白萝卜时，从中段到尾段生吃是上选。因为这部分有较多的淀粉酶和芥子油一类的物质，是心血管病患者代替水果的理想选择。

2. 白萝卜最好生吃或凉拌。萝卜皮中矿物质和维生素的含量也很丰富，食用时不宜丢弃。

·对哪种并发症有益

·高血压

白萝卜中含有丰富的维生素 C，有扩张血管的作用，有助于降低血压。

特别提醒

1. 白萝卜为寒凉蔬菜，阴盛偏寒体质者、脾胃虚寒者不宜多食。
2. 胃及十二指肠溃疡、慢性胃炎、先兆流产等患者忌食白萝卜。

·这样搭配更降脂

白萝卜 ＋ 猪瘦肉 健脾利胃

两者搭配有健脾利胃、利尿消肿等作用，对预防高脂血症患者出现高血压等症，有很好的作用。

最佳食谱

牡蛎萝卜丝汤

软化血管降血脂

材料· 白萝卜 200 克，牡蛎肉 50 克。

调料· 葱花、姜丝、盐、香油各适量。

做法·

1. 白萝卜去根须，洗净，切丝；牡蛎肉洗净泥沙。

2. 锅置火上，加适量清水烧沸，倒入白萝卜丝煮至九成熟，放入牡蛎肉、葱花、姜丝煮至白萝卜丝熟透，用盐调味，淋上香油即可。

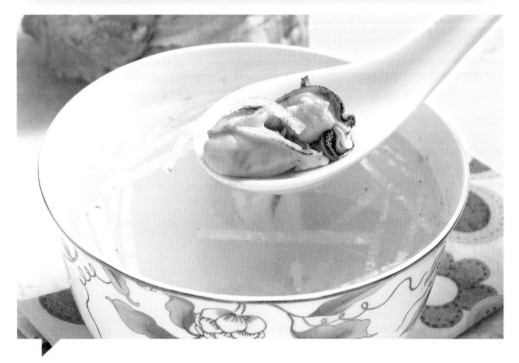

降脂食物组合

菜名	食物组合	菜名	食物组合
白萝卜粥	大米 + 白萝卜	白萝卜炖羊肉	白萝卜 + 羊肉
萝卜海带汤	海带 + 白萝卜	木耳炒白萝卜	白萝卜 + 木耳
白萝卜炒肉丝	白萝卜 + 猪瘦肉	冬瓜萝卜豆浆	冬瓜 + 白萝卜 + 黄豆

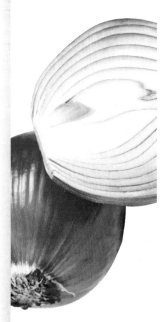

洋葱

防止
血管硬化

每天 70 克为宜。

降脂金牌营养素 | 二烯丙基二硫化物　蒜氨酸酶

·降脂功效全记录

洋葱含有二烯丙基二硫化物及蒜氨酸酶，两者有降低血清胆固醇和甘油三酯的作用，能起到降血脂、防止血管硬化的作用。

营养成分	每 100 克含量
蛋白质	1.1 克
碳水化合物	9.0 克
膳食纤维	0.9 克
钾	147 毫克
镁	15 毫克

·这样吃更降脂

1. 洋葱烹饪时间不宜过长，有些微辣味即可，以防止降脂营养素被大量破坏。

2. 洋葱生拌、炒食均是很好的选择，但是生吃最佳，不但能降脂，还有很好的杀菌作用。

·对哪种并发症有益

·糖尿病

洋葱含有槲皮素成分，能维持正常的糖代谢，尤其对 2 型糖尿病患者很有帮助。

特别提醒

洋葱属于辛味刺激食物，皮肤瘙痒性疾病、眼疾及胃病患者不要吃太多。

·这样搭配更降脂

洋葱 + 番茄　　促进消化

番茄富含抗氧化成分，对高血压、高脂血症有很好的调理效果，搭配辛味的洋葱可促进消化、降低血压增强食欲。

最佳食谱

洋葱番茄汤
降脂减肥

材料·番茄 150 克，洋葱 100 克。

调料·姜片、盐、香油各 3 克。

做法·

1. 将番茄、洋葱分别洗净，切成小块备用。

2. 在锅中加入适量清水，放入姜片，大火煮沸后，放入番茄块和洋葱块，继续煮沸后改小火煮 10 分钟。

3. 往煮锅中加入适量盐和香油调味即可。

贴心提醒
可以适量添加些芹菜或者胡萝卜，增加降脂功效，丰富营养。

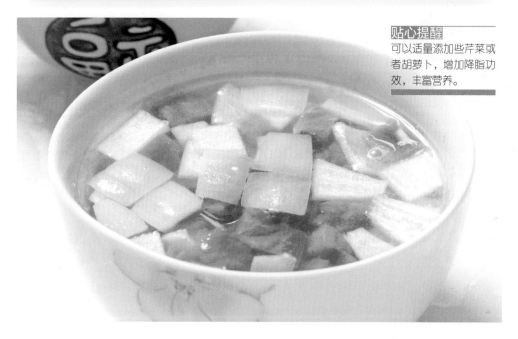

降脂食物组合			
菜名	食物组合	菜名	食物组合
洋葱二米粥	洋葱＋高粱米＋薏米＋南瓜	洋葱肉片	洋葱＋猪瘦肉
洋葱土豆片	洋葱＋土豆	洋葱炒木耳	洋葱＋木耳
洋葱炒鸡蛋	洋葱＋鸡蛋	洋葱炒牛肉	洋葱＋牛肉

蒜薹

防止
血栓形成

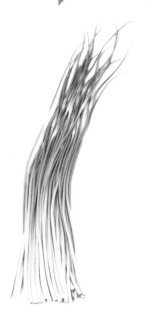

每天 100 克
为宜。

降脂金牌营养素 | 大蒜辣油 蒜素 硫醚化合物

· 降脂功效全记录

蒜薹含大蒜辣油、蒜素及硫醚化合物，有降血脂的作用，还可预防冠心病和动脉硬化，防止血栓形成。

营养成分	每 100 克含量
蛋白质	2.0 克
碳水化合物	15.4 克
膳食纤维	2.5 克
胡萝卜素	480 微克
镁	28 毫克

· 这样吃更降脂

蒜薹要大火炒，待油温高时下锅，全部煸炒透后再放盐，这样养分损失较少，降脂作用能得到最大发挥。

· 对哪种并发症有益

· 糖尿病

蒜薹含大蒜辣油、蒜素以及硫醚化合物，能延缓葡萄糖的吸收速度，起到平稳血糖的作用。

特别提醒

视力不好的人以及有肝病的人不宜多食蒜薹。

· 这样搭配更降脂

蒜薹 + 豆腐干 开胃健体

蒜薹能杀菌消炎，抑制癌细胞，豆腐干能益气、利脾胃，两者搭配食用能开胃健体，适合体虚、胃口不好的高脂血症患者食用。

蒜薹炒豆腐干
这道菜对高脂血症患者有很好的补养效果，还有预防贫血的作用。

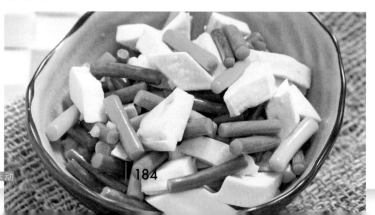

蒜薹木耳炒蛋

抗癌、防便秘

材料·蒜薹 250 克，水发木耳 25 克，鸡蛋 1 个（约 60 克）。

调料·葱花、盐各适量。

做法·

1. 蒜薹择洗干净，切段；水发木耳择洗干净，撕成小块；鸡蛋打入碗中，搅散。

2. 炒锅倒油烧至四成热，倒入蛋液，炒熟，盛出。

3. 炒锅留底油，撒入葱花炒出香味，放入蒜薹段和木耳翻炒至熟，倒入炒好的鸡蛋，用盐调味即可。

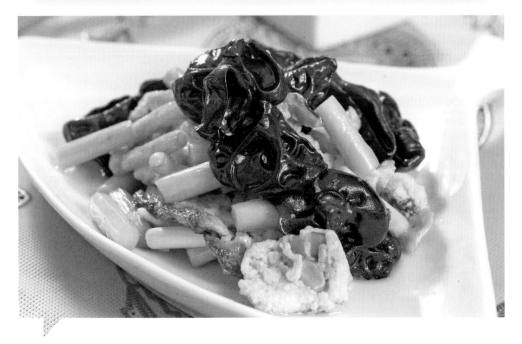

降脂食物组合			
菜名	食物组合	菜名	食物组合
蒜薹炒鸡蛋	蒜薹＋鸡蛋	蒜薹鱼片	蒜薹＋鱼肉
蒜薹香菇鸡丁	香菇＋蒜薹＋鸡肉	金针菇炒蒜薹	蒜薹＋金针菇
蒜薹鸭丝	蒜薹＋鸭肉	冬瓜炒蒜薹	冬瓜＋蒜薹

冬 瓜

控制碳水化合物向脂肪转化

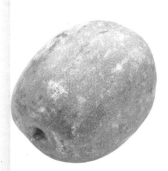

每天 100 克为宜。

降脂金牌营养素 | 丙醇二酸　葫芦巴碱　膳食纤维

·降脂功效全记录

冬瓜富含丙醇二酸、葫芦巴碱，两者能有效控制体内碳水化合物向脂肪的转化，膳食纤维可促进肠道蠕动，降低体内胆固醇含量，帮助降血脂。

营养成分	每 100 克含量
蛋白质	0.4 克
不容性膳食纤维	0.7 克
维生素 C	18 毫克
钾	78 毫克
钙	19 毫克

·这样吃更降脂

冬瓜煮汤时连皮一起，降脂效果更好，还能增强利尿的作用。

·对哪种并发症有益

·高血压

冬瓜钾含量高，钠含量低，有很好的利尿作用，非常适合高血压患者经常食用。

特别提醒

脾胃虚弱者、肾脏虚寒者不宜食用冬瓜，以免加重病情。

·这样搭配更降脂

冬瓜 + 海米 促进钙吸收

冬瓜含有维生素 K，海米富含钙，两者同食，能增强人体对钙的吸收，对骨质疏松有很好的预防效果，适合老年高脂血症患者食用。

香菇冬瓜汤
冬瓜是低热量、低脂、低糖食物，是高脂血症合并糖尿病患者的理想选择。

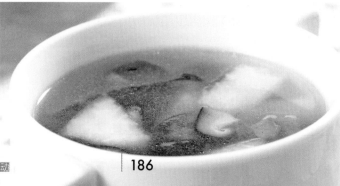

虾仁烩冬瓜

减肥利尿

材料 · 虾仁 100 克，冬瓜 250 克。

调料 · 葱花、花椒粉、盐、水淀粉各适量。

做法 ·

1. 虾仁洗净去虾线；冬瓜去皮、瓤，洗净，切块。

2. 炒锅倒入植物油烧至七成热，下葱花、花椒粉炒出香味，放入冬瓜块、虾仁和适量水烩熟，加盐调味，用水淀粉勾芡即可。

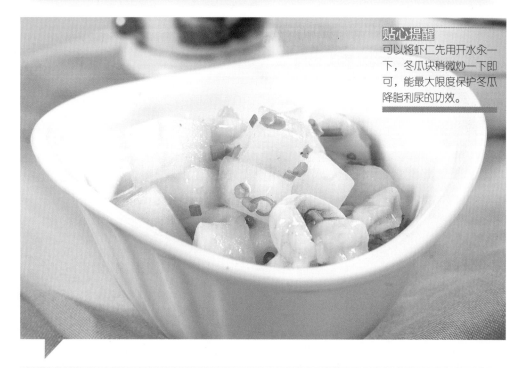

贴心提醒

可以将虾仁先用开水汆一下，冬瓜块稍微炒一下即可，能最大限度保护冬瓜降脂利尿的功效。

降脂食物组合			
菜名	食物组合	菜名	食物组合
冬瓜炖鸡	冬瓜＋鸡肉	冬瓜烧口蘑	冬瓜＋口蘑
绿豆冬瓜汤	绿豆＋冬瓜	白果冬瓜粥	白果＋冬瓜＋大米
虾仁冬瓜汤	虾仁＋冬瓜	冬瓜炒蒜薹	冬瓜＋蒜薹

黄 瓜

减少胆固醇的吸收

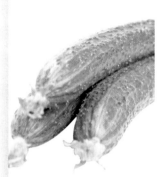

·降脂功效全记录

黄瓜热量和脂肪含量都很低，其所含的膳食纤维，能够促进肠道蠕动，从而减少机体对胆固醇的吸收，起到降低血脂的作用。

营养成分	每 100 克含量
蛋白质	0.8 克
碳水化合物	2.9 克
脂肪	0.2 克
钾	102 毫克
镁	15 毫克

·这样吃更降脂

黄瓜尾部、黄瓜子都含有很多降脂营养物质，食用时不要将其丢掉。

·对哪种并发症有益

·糖尿病

黄瓜含有黄瓜酶，能有效促进机体的新陈代谢，黄瓜所含的葡萄糖苷、果糖等，不会引起血糖升高。

特别提醒

黄瓜性凉，脾胃虚弱、腹痛腹泻、胃寒者应少吃黄瓜。

每天 150~300 克为宜，相当于 1~2 根。

·这样搭配更降脂

木耳 + 黄瓜 降脂减肥

黄瓜能抑制体内碳水化合物转化为脂肪，达到减肥的功效；木耳中的植物胶质，能促进体内杂质排泄。两者搭配，排毒、减肥、降脂功效好。

黄瓜猕猴桃汁
适合高脂血症患者夏季饮用，每天喝 1 杯，能帮助消暑去热。

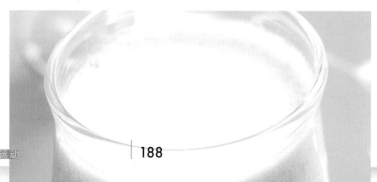

双耳炒黄瓜

防止血脂升高，保护肝脏

材料·银耳、木耳各 10 克，黄瓜 150 克，胡萝卜 100 克。

调料·姜丝、葱末、盐各 3 克。

做法·

1. 将银耳、木耳用清水泡发，洗净后撕成小片备用；将黄瓜、胡萝卜分别洗净后切片备用。

2. 炒锅里放油，油热后，炒香姜丝、葱末，然后放入银耳、木耳炒至将熟之时放入黄瓜片和胡萝卜片，翻炒拌匀，撒入盐调味即可。

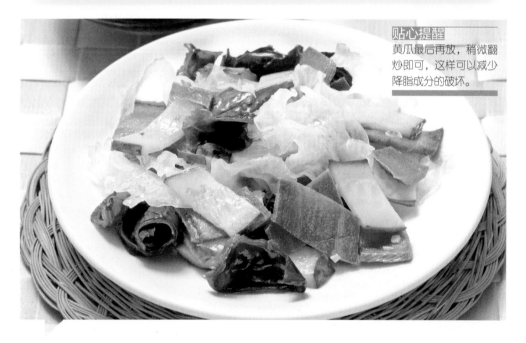

贴心提醒
黄瓜最后再放，稍微翻炒即可，这样可以减少降脂成分的破坏。

降脂食物组合			
菜名	食物组合	菜名	食物组合
虾仁黄瓜炒鸡蛋	虾仁 + 黄瓜 + 鸡蛋	黄瓜丝拌海蜇皮	黄瓜 + 海蜇
黄瓜片炒猪肝	黄瓜 + 猪肝	金针菇拌黄瓜	金针菇 + 黄瓜
黄瓜胡萝卜汁	黄瓜 + 胡萝卜	炝黄瓜腐竹	黄瓜 + 腐竹

丝瓜

保护
心血管健康

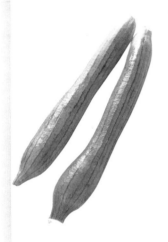

每天 100~200 克
为宜。

木耳烩丝瓜
适合便秘者经常食用。

降脂金牌营养素 | 膳食纤维

· 降脂功效全记录

丝瓜所含的膳食纤维，可帮助人体内多余的胆固醇排出，防止血脂升高，起到保护心血管的作用。

营养成分	每 100 克含量
蛋白质	1.0 克
碳水化合物	4.2 克
不溶性膳食纤维	0.6 克
钾	115 毫克
镁	11 毫克

· 这样吃更降脂

丝瓜食用时要彻底煮熟，可以减少对肠胃的刺激，避免出现胃肠道不良反应。

· 对哪种并发症有益

· 癌症

丝瓜含有独特的干扰素诱生剂，可刺激机体产生干扰素，产生抗病毒效果，预防癌症。

特别提醒

丝瓜性凉，脾胃虚寒、腹泻者不宜食用。

· 这样搭配更降脂

丝瓜 + 鸡蛋 营养互补

鸡蛋营养丰富，能补充体力，与丝瓜搭配能够营养互补，而且丝瓜中的膳食纤维还可以防止多吃鸡蛋引起的胆固醇升高，适合高脂血症患者食用，能很好地增强体质。

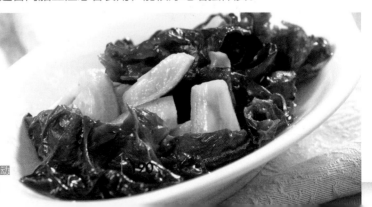

最佳食谱

鲫鱼丝瓜汤

防止血脂升高，保护肝脏

材料·鲫鱼 1 条，丝瓜 200 克。

调料·姜片、盐、料酒、胡椒粉各适量。

做法·

1. 鲫鱼收拾干净，切小块；丝瓜去皮，洗净，切块。

2. 锅中加适量水，将丝瓜块、鲫鱼块、姜片一起放入，倒入少许料酒，大火煮沸，待汤白时，改用小火慢炖至鱼熟，加盐、胡椒粉调味即可。

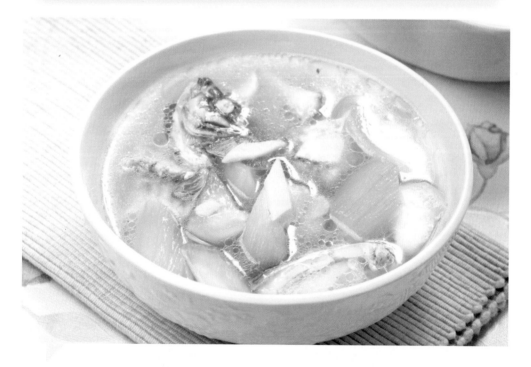

降脂食物组合			
菜名	食物组合	菜名	食物组合
丝瓜虾仁汤	虾仁 + 丝瓜	丝瓜炒鸡蛋	丝瓜 + 鸡蛋
丝瓜烩牡蛎	丝瓜 + 牡蛎	丝瓜紫菜蛋花汤	丝瓜 + 紫菜 + 鸡蛋
蒜蓉蒸丝瓜	大蒜 + 丝瓜	丝瓜虾皮粥	丝瓜 + 虾皮 + 大米

扁豆

保护
心脑血管

降脂金牌营养素 | 膳食纤维 镁 锌

·降脂功效全记录

扁豆含有膳食纤维，有利于减少胆固醇的吸收，达到降低血脂的作用；锌元素能够降低血脂；镁能增加好胆固醇，减少坏胆固醇，从而起到保护心脑血管的作用。

营养成分	每100克含量
蛋白质	2.7克
碳水化合物	8.2克
不溶性膳食纤维	2.1克
维生素 B_2	0.07毫克
镁	34毫克

·这样吃更降脂

扁豆用开水煮熟，然后用橄榄油凉拌食用，可以减少对油脂的吸收（相对炒来说），还可更好地保存其所含的降脂营养素。

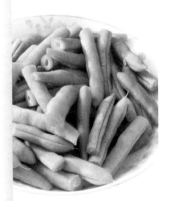

·对哪种并发症有益

·糖尿病

扁豆含有较丰富的可溶性膳食纤维，可以延长胃清空食物的时间，减缓糖分进入血液的速度，对糖尿病有积极作用。

特别提醒

扁豆一定要煮熟以后才能食用，以免发生食物中毒现象。

每天100~150克
为宜。

·这样搭配更降脂

扁豆 + 猪肉 补中益气

扁豆和猪肉搭配食用，有补中益气、健脾的作用，适合身体虚弱的高脂血症患者食用。

最佳食谱

香菇扁豆

稳定血脂

材料 · 鲜香菇 50 克，冬笋片 25 克，鲜扁豆 100 克。

调料 · 料酒、姜末、盐各适量。

做法 ·

1. 香菇去蒂，洗净，切成两半；冬笋片洗净，切成粗丝；扁豆洗净，撕掉筋，掰成段，放入沸水中焯一下，捞出沥干。

2. 锅内放入适量油，待油热后，放姜末煸香，然后放入香菇、冬笋丝、扁豆，翻炒至扁豆变色。

3. 放入少量水、盐、料酒焖至汤汁收干，扁豆熟即可。

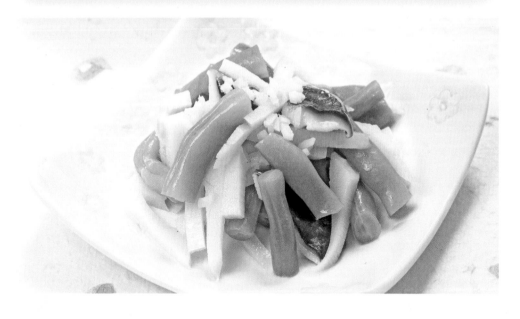

降脂食物组合			
菜名	食物组合	菜名	食物组合
排骨焖扁豆	猪排 + 扁豆	扁豆焖面	扁豆 + 面条
扁豆炒虾	扁豆 + 虾仁	扁豆炒木耳	扁豆 + 木耳
肉片炒扁豆	扁豆 + 猪肉	土豆烧扁豆	土豆 + 扁豆

生姜

抑制脂肪酸的合成

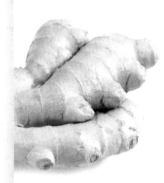

每天 10 克为宜。

· 降脂功效全记录

生姜含有姜黄素，此物质能起到降低血清及肝脏胆固醇水平，促进胆固醇排泄及抑制脂肪酸合成的作用，适合高脂血症患者经常食用。

营养成分	每 100 克含量
蛋白质	0.7 克
碳水化合物	3.7 克
不溶性膳食纤维	0.9 克
钾	160 毫克
镁	24 毫克

· 这样吃更降脂

食用生姜时，要连皮一起食用，这样才能发挥姜的整体降脂功效。

· 对哪种并发症有益

· 高血压

生姜含有的姜酚和姜烯酚，能减少胆固醇的生成，促进胆固醇排出，加速血液循环，扩张血管，对高脂血症伴高血压的患者有很好的防治作用。

特别提醒

患热性病的人忌食生姜，以免加重病情。

· 这样搭配更降脂

生姜 + 羊肉 温阳驱寒

生姜搭配羊肉，可充分发挥羊肉温阳驱寒的功效，高脂血症患者可以选择在冬季食用，能起到补充阳气，抵御寒凉的功效。

生姜粥

预防腹胀，增强食欲

材料·生姜 25 克，大米 100 克，枸杞子 10 克。

做法·

1. 将生姜洗净，切末；大米淘洗干净；枸杞子洗净，待用。

2. 锅置火上，倒入适量清水煮沸，放入大米、姜末煮 20 分钟，加入枸杞子小火熬煮 10 分钟即可。

贴心提醒
生姜要选品质好的，不要选冻姜或者出现萎缩的，这样降脂效果才不会减弱。

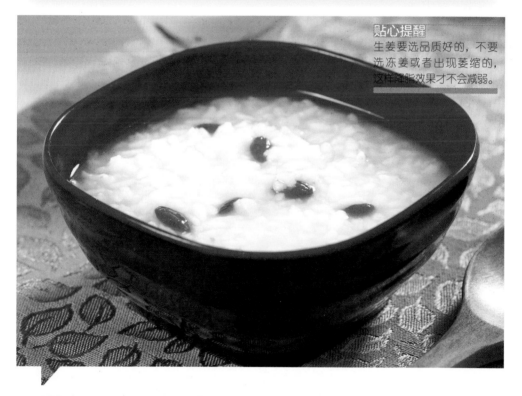

降脂食物组合			
菜名	食物组合	菜名	食物组合
红糖生姜汤	红糖 + 生姜	生姜豆芽粥	黄豆芽 + 大米 + 生姜
生姜拌海带	生姜 + 水发海带	生姜羊肉汤	生姜 + 羊肉
姜汁菠菜	生姜 + 菠菜	桂圆生姜汤	桂圆 + 生姜

大蒜

降低血液黏稠度

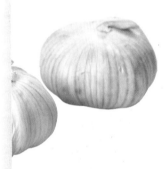

每天吃生蒜 6~8 克为宜，即 2~3 瓣，熟蒜 8~10 克为宜，即 3~4 瓣。

· 降脂功效全记录

大蒜中含有蒜素，能降血脂，降低血液中坏胆固醇的含量，甲基烯三硫和二烯丙基二硫能抗血小板聚集，从而降低血液黏稠度，预防卒中。

营养成分	每 100 克含量
蛋白质	4.5 克
碳水化合物	27.6 克
不溶性膳食纤维	1.1 克
维生素 E	1.07 毫克
钙	39 毫克

· 这样吃更降脂

1. 食用大蒜时，切碎食用，可以释放大蒜有效降脂成分。

2. 大蒜捣成蒜泥，与空气接触 15 分钟以上，有助于和氧气结合产生大蒜素，更好地发挥其降脂的作用。

· 对哪种并发症有益

· 高血压

大蒜中含有增精素，此物质能够对收缩的血管起到扩张作用，从而降低血压。

特别提醒

"大蒜百益而独害目"，因此不宜长期过量食用大蒜，以免对眼睛产生不良影响。

· 这样搭配更降脂

大蒜 + 茼蒿　　开胃健脾

大蒜与茼蒿一起食用，有润肠通便的作用，且属于低脂低热量食物搭配，适合肥胖的高脂血症患者食用，还能开胃健脾、降压补脑。

最佳食谱

蒜醋鲤鱼汤

预防肠道传染病

材料·鲤鱼肉 150 克，蒜瓣 50 克。

配料·葱花、醋各 10 克，香菜末 5 克，盐 2 克，料酒少许。

做法·

1. 鲤鱼肉洗净，片成薄片，加料酒抓匀；蒜瓣去皮，拍碎。

2. 锅置火上，倒油烧至七成热，炒香葱花，放入鱼片，倒入适量清水煮开，加蒜末略煮至鱼片熟透，加盐、醋调味，撒上香菜末即可。

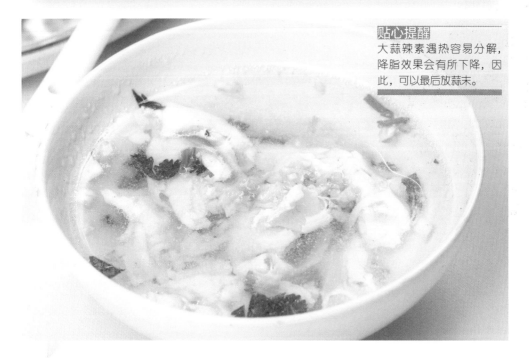

贴心提醒
大蒜辣素遇热容易分解，降脂效果会有所下降，因此，可以最后放蒜末。

降脂食物组合			
菜名	食物组合	菜名	食物组合
蒜香空心菜	大蒜＋空心菜	大蒜爆茄子	大蒜＋茄子
蒜味豇豆	大蒜＋豇豆	大蒜煨鸡块	大蒜＋鸡肉
蒜香西蓝花	大蒜＋西蓝花	大蒜烧鲇鱼	大蒜＋鲇鱼

木耳

去脂减肥的黑色蔬菜

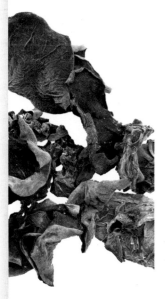

每天 50~70 克（水发）为宜。

降脂金牌营养素｜维生素 K　膳食纤维　核酸类物质

· 降脂功效全记录

木耳含有维生素 K，可减少血液凝块，防治动脉粥样硬化和冠心病的发生；膳食纤维能促进胃肠蠕动，减少对脂肪的吸收，去脂减肥，防治高脂血症、高血压；核酸类物质能降低血液中的胆固醇和甘油三酯，防止动脉硬化。

营养成分	每 100 克含量
蛋白质	11.1 克
不溶性膳食纤维	29.9 克
钾	757 毫克
镁	152 毫克
铁	97.4 毫克

· 这样吃更降脂

木耳要快速翻炒，减少烹饪的时间，以最大限度保护所含的膳食纤维、维生素 K 等有益于降血脂的成分。

· 对哪种并发症有益

· 糖尿病

木耳含甘露聚糖和膳食纤维等，可减少人体血糖波动，调节胰岛素分泌，从而起到一定的平稳血糖的作用。

> **特别提醒**
> 1. 木耳有活血抗凝的作用，有出血倾向的人不宜食用。
> 2. 新鲜木耳含有光敏物质，食用后经阳光照射，肌肤易出现瘙痒、疼痛或水肿等症状，因此，需曝晒后用水泡发后再食用，以减少其光敏物质。

· 这样搭配更降脂

木耳 + 豆腐　　预防高脂血症

木耳与豆腐搭配，能够降低人体内的胆固醇含量，起到预防高脂血症的效果。

黄瓜木耳汤

润肺解毒

材料 · 黄瓜 250 克，水发木耳 50 克。

配料 · 葱花、盐、水淀粉各适量。

做法 ·

1. 黄瓜洗净，去蒂，切片；水发木耳择洗干净，撕成小朵。

2. 锅置火上，倒入适量植物油，待油温烧至七成热，放葱花炒香，放入木耳翻炒均匀。

3. 加适量清水烧沸，倒入黄瓜片煮 2 分钟，汤沸后用盐调味，用水淀粉勾薄芡即可。

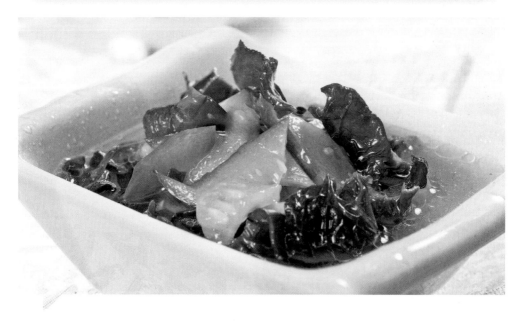

降脂食物组合			
菜名	食物组合	菜名	食物组合
金针菇炒双耳	金针菇 + 木耳 + 银耳	木耳酸辣汤	木耳 + 鸡血 + 豆腐干 + 鸡蛋
木耳炝苦瓜	木耳 + 苦瓜	木耳炒圆白菜	木耳 + 圆白菜
木耳烧腐竹	木耳 + 腐竹	木耳拌豆芽	木耳 + 黄豆芽

香 菇

溶解胆固醇

· 降脂功效全记录

香菇含有香菇嘌呤能够促进胆固醇分解，预防动脉硬化；核酸类物质和香菇素能溶解胆固醇，抑制血中胆固醇的上升，从而降低血脂。

营养成分（干香菇）	每 100 克含量
蛋白质	20.0 克
不溶性膳食纤维	31.6 克
维生素 B$_2$	1.26 毫克
镁	147 毫克
硒	6.42 微克

· 这样吃更降脂

1. 香菇同泡过的水一同炖汤食用，能够保留很多降脂成分。

2. 香菇在浸泡时，时间要短些，以免营养素大量流失，导致降脂作用下降。

· 对哪种并发症有益

· 高血压

香菇中含有胆碱成分，可帮助机体分解血液中的同型半胱氨酸，起到保护血管健康、降低血压的作用。

特别提醒

香菇中嘌呤含量较高，痛风患者不宜食用。

每天 50 克（水发）为宜。

· 这样搭配更降脂

香菇 + 豆腐　　增强降脂效果

香菇含有植物固醇，能降低血胆固醇，豆腐中含有植物蛋白，也能降血脂，两者同时食用，可以增强降血脂的功效。

荸荠炒香菇
此菜谱能开胃助消化，消化不良的高脂血症患者可以经常食用。

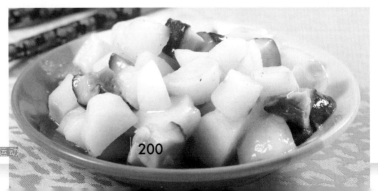

最佳食谱

香菇西蓝花

降脂降压，提高免疫力

材料·鲜香菇、西蓝花各 150 克。

配料·葱花、盐各适量。

做法·

1. 鲜香菇去蒂，洗净，入沸水中焯透，捞出，晾凉，切片；西蓝花择洗干净，掰成小朵，入沸水中焯 1 分钟，捞出。

2. 炒锅置火上，倒入适量植物油，待油温烧至七成热，放葱花炒出香味，放入香菇片和西蓝花翻炒均匀，用盐调味即可。

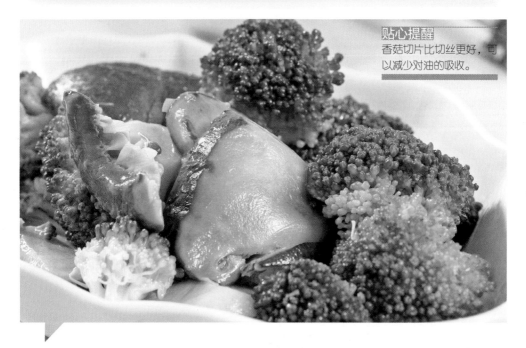

贴心提醒

香菇切片比切丝更好，可以减少对油的吸收。

降脂食物组合			
菜名	食物组合	菜名	食物组合
香菇粥	香菇＋大米	香菇蒸鸡	香菇＋鸡肉＋红枣
香菇油茶	香菇＋油菜	香菇茭白汤	香菇＋茭白
香菇荞麦粥	香菇＋荞麦＋大米	荸荠炒香菇	荸荠＋香菇

兔肉

改善
脂类代谢

降脂金牌营养素 | B 族维生素

· 降脂功效全记录

兔肉富含 B 族维生素，其中烟酸的含量很可观，能加速肝脏及血液中的脂肪排出，并能增加高密度脂蛋白，从而改善脂类代谢循环，对高脂血症及心脑血管疾病患者很有益处。

营养成分	每 100 克含量
蛋白质	19.7 克
脂肪	2.2 克
钾	284 毫克
铁	2.0 毫克
硒	10.9 微克

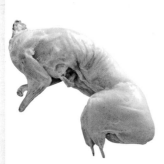

· 这样吃更降脂

兔肉煮熟后最适宜和茼蒿、黄瓜之类的蔬菜一起食用，能起到补血润燥、补中益气、清热利湿的作用，适合高脂血症患者食用，同时还有利于减肥。

· 对哪种并发症有益

· 心脑血管疾病

兔肉含有较丰富的卵磷脂，可以保护血管、预防动脉硬化、预防血栓形成，能维持血管畅通和大脑的正常活动，可防治高脂血症并发心脑血管疾病。

> **特别提醒**
> 1. 兔肉最好不要加生姜、芥末烹调食用。
> 2. 兔肉性凉，孕妇及经期女性、脾胃虚寒者不宜食用。

每天 50~75 克
为宜。

· 这样搭配更降脂

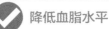

兔肉 + 大蒜 ✓ 降低血脂水平

兔肉含有较丰富的卵磷脂，能够起到降低血脂、抑制动脉硬化的作用，搭配有利于心血管健康的大蒜，是高脂血症患者的很好选择。

最佳食谱

兔肉炖南瓜

调理血脂，预防血栓

材料·南瓜 250 克，兔肉 100 克。

配料·葱花 5 克，盐 3 克。

做法·

1. 南瓜去皮除子，洗净，切块；兔肉洗净，切块。

2. 炒锅置火上，倒入植物油烧至七成热，加葱花炒香，放入兔肉翻炒至肉色变白，倒入南瓜块翻炒均匀，加适量清水炖至兔肉和南瓜块熟透，用盐调味即可。

贴心提醒
兔肉切块大一些，能减少油脂的吸收。

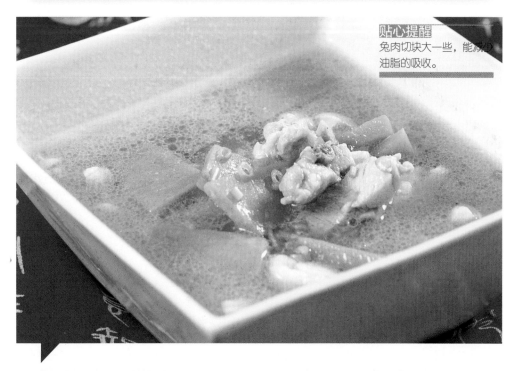

降脂食物组合			
菜名	食物组合	菜名	食物组合
山药兔肉	山药＋兔肉	香菇蒸兔肉	香菇＋兔肉
青豆炒兔肉	青豆＋兔肉	兔肉粥	兔肉＋荸荠＋大米
红枣烧兔肉	红枣＋兔肉＋荸荠	百合枸杞炖兔肉	百合＋枸杞子＋兔肉

羊肉

加速脂肪排泄

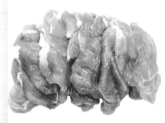

·降脂功效全记录

羊肉中含有较丰富的烟酸、维生素 B_2，对高脂血症患者有益。烟酸能增加好胆固醇的含量，维生素 B_2 能加速脂肪排泄，还能阻断胆固醇的来源。

营养成分	每 100 克含量
蛋白质	20.5 克
脂肪	3.9 克
维生素 B_2	0.16 毫克
铁	3.9 毫克
锌	6.06 毫克

·这样吃更降脂

羊肉性温热，适合高脂血症患者在冬季食用，除了能防止脂肪堆积和血脂升高外，还能够起到很好的补体、祛湿效果，能很好地御寒。

·对哪种并发症有益

·糖尿病

羊肉中含有丰富的锌元素，它是胰岛素的重要组成部分，能够促进胰岛素的合成，从而起到稳定血糖的效果。

特别提醒

羊肉不宜多食，否则容易上火。

·这样搭配更降脂

羊肉 + 海参　　温补作用

两者都有温补效果，搭配食用能够强身健体、补充精力，适合身体虚弱、乏力的高脂血症患者食用。

每天 50~75 克为宜。

当归生姜羊肉汤
此汤适合贫血、便秘者食用。

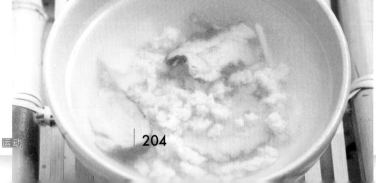

胡萝卜羊肉汤

提高免疫力

材料 · 胡萝卜、羊肉各 250 克。

配料 · 葱花、姜丝、香葱段、盐、料酒各适量。

做法 ·

1. 胡萝卜洗净，切块；羊肉洗净，切块，入沸水中汆透，捞出。

2. 炒锅置火上，倒入适量植物油，待油烧至七成热，放入葱花、姜丝炒香，倒入羊肉块和胡萝卜块翻炒均匀，调入料酒。

3. 加适量清水大火煮沸，转小火煮至羊肉熟透，用盐调味，撒上香葱段即可。

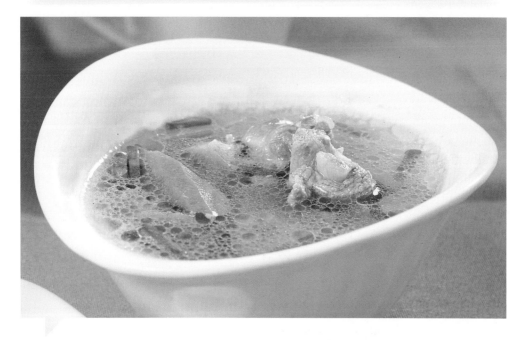

降脂食物组合			
菜名	食物组合	菜名	食物组合
葱爆羊肉	羊肉 + 大葱	枸杞炖羊肉	枸杞子 + 羊肉
当归生姜羊肉汤	当归 + 生姜 + 羊肉	羊肉胡萝卜粥	羊肉 + 胡萝卜 + 大米
羊肉海参汤	羊肉 + 海参	羊肉炖冬瓜	羊肉 + 冬瓜

鸡肉

促进破损血管的修补

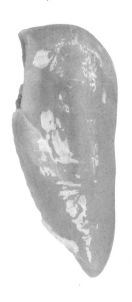

每天 50~75 克为宜。

苹果炒鸡柳
此菜谱有补脾温中、暖胃补气的作用，适合脾胃虚寒的高脂血症患者食用。

· 降脂功效全记录

鸡肉 B 族维生素尤其是烟酸含量非常丰富，它们对破损血管的修补有很好的促进作用，能控制胆固醇不易沉积。

营养成分	每 100 克含量
蛋白质	19.3 克
维生素 B_2	0.09 毫克
铁	1.4 毫克
镁	19 毫克
硒	11.75 微克

· 这样吃更降脂

高脂血症患者在食用鸡肉时，把鸡皮去掉，能减少很多脂肪的吸收。

· 对哪种并发症有益

· 脂肪肝

鸡肉中的 B 族维生素可以促进肝脏中的脂肪排出，帮助避免肥胖及脂肪肝的发生。

特别提醒
鸡的肉质中含有谷氨酸，加盐后不宜再放入花椒、大料等厚味的调料。

· 这样搭配更降脂

鸡肉 ＋ 人参 预防高脂血症患者身体乏力

人参能补元气，生津止渴，搭配鸡肉食用，能添精补髓，活血调精，适合高脂血症患者食用，能够预防身体乏力。

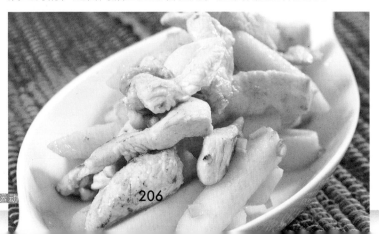

最佳食谱

香菇鸡肉粥
温中益气

材料 · 大米 100 克，鲜香菇、鸡胸肉各 50 克。

配料 · 葱花、盐、香油各适量。

做法 ·

1. 大米淘洗干净；鲜香菇去蒂，洗净，入沸水中焯透，捞出，切末；鸡胸肉洗净，切末。

2. 锅内加适量清水置火上，放入大米煮至八成熟，放入香菇末和鸡肉末中火煮沸，转小火煮至米粒和鸡肉熟透的稠粥，放入葱花，用盐和香油调味即可。

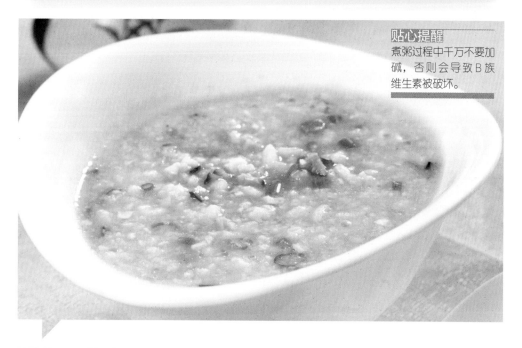

贴心提醒
煮粥过程中千万不要加碱，否则会导致 B 族维生素被破坏。

降脂食物组合

菜名	食物组合	菜名	食物组合
芦笋鸡片	芦笋 + 鸡肉	鸡肉草菇水饺	鸡肉 + 草菇 + 面粉
花生酱鸡丝	鸡肉 + 圆白菜 + 花生酱	香菇蒸鸡	香菇 + 鸡肉
土豆炖鸡肉	土豆 + 鸡肉	腰果鸡丁	腰果 + 鸡肉

鸭 肉

保护
血管健康

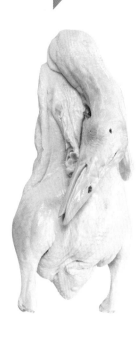

每天 60 克为宜。

降脂金牌营养素 | B 族维生素　维生素 E

· 降脂功效全记录

　　鸭肉中 B 族维生素和维生素 E 含量丰富。B 族维生素能加速脂肪的代谢，保护血管健康；维生素 E 则能够对抗脂质氧化，减少胆固醇的合成，从而起到降低血脂的作用。

营养成分	每 100 克含量
蛋白质	15.5 克
维生素 B_2	0.22 毫克
维生素 E	0.27 毫克
镁	14 毫克
铁	2.2 毫克

· 这样吃更降脂

　　炖鸭肉时，加几粒枸杞子，不仅能降低胆固醇，防止高脂血症，还有清火利肺的作用。

· 对哪种并发症有益

· 心血管并发症

　　鸭肉所含脂肪多是不饱和脂肪酸，对心血管并发症有较好的防治作用。

特别提醒

鸭肉性寒凉，脾胃虚弱者不宜多食。

· 这样搭配更降脂

鸭肉 + 山药 滋阴

　　鸭肉和山药搭配，可以去除油腻，增强二者的滋阴功效，山药又富含膳食纤维等营养成分，能帮助缓解高血脂症状。

白菜鸭肉汤
高脂血症患者常喝此汤，能养胃补肾、止咳化痰。

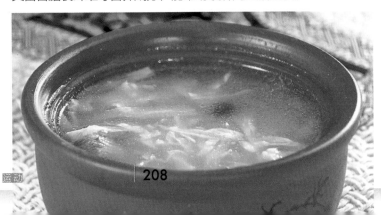

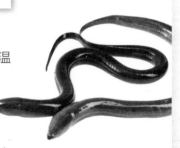

鳝鱼

保护血管健康，促进胆固醇排出

· 降脂功效全记录

鳝鱼含有维生素 B$_2$，可保护血管健康，防止脂质沉积，促使胆固醇排出，有效防止肥胖及脂肪肝，锰能抑制血液中自由基的产生，促进甘油三酯和胆固醇在人体内的转化和输送。

营养成分	每 100 克含量
蛋白质	18 克
维生素 B$_2$	0.98 毫克
钙	42 毫克
硒	34.56 微克
锰	2.22 毫克

· 这样吃更降脂

在食用鳝鱼时配以黄酒、大蒜等，可帮助高脂血症患者温阳补虚，理气除胀，能防止腹胀，同时补虚损。

· 对哪种并发症有益

· 糖尿病

鳝鱼含有"鳝鱼素"，它能调节血糖，辅助治疗高脂血症合并糖尿病，而且还有利于糖尿病患者病情的控制。

> **特别提醒**
> 鳝鱼宜现杀现烹，以避免鳝鱼死后体内的组氨酸转化为有毒物质。

· 这样搭配更降脂

鳝鱼 + 莲藕 调节血脂和血糖

鳝鱼中含有鳝鱼素，能辅助调节血糖和血脂，搭配富含维生素 C 的莲藕，非常适合"三高"人群食用。

每天 50 克为宜。

鳝鱼山药汤
此汤能补中益气、补肝脾，增加免疫力。

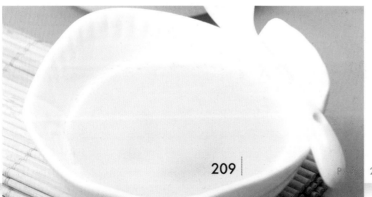

带鱼

加速脂肪代谢

降脂金牌营养素丨烟酸 维生素 B_2

·降脂功效全记录

带鱼所含烟酸参与脂肪的代谢，可以减少血液中的低密度脂蛋白及甘油三酯，增加高密度脂蛋白；维生素 B_2 有益于破损血管的修复，使胆固醇不易沉积，加快脂肪的排出。

营养成分	每 100 克含量
蛋白质	17.7 克
维生素 B_2	0.06 毫克
钙	28 毫克
锌	0.7 毫克
硒	36.57 微克

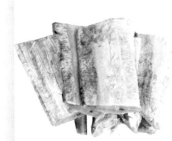

·这样吃更降脂

带鱼表层有光泽的银灰色物质，其不饱和脂肪酸含量比鱼肉还高，能保护高脂血症患者的心血管，在制作带鱼菜肴时要保留。

·对哪种并发症有益

·心血管疾病

带鱼含有丰富的镁元素和硒元素，对心血管疾病有很好的防治效果。

·这样搭配更降脂

带鱼 + 荸荠 帮助高脂血症患者清热

荸荠质嫩多汁，有安中益气、开胃消食的作用，搭配带鱼一起食用，可清热补水，对高脂血症合并糖尿病的患者有辅助的疗效。

每天 80 克为宜。

陈醋带鱼
陈醋有利于高脂血症患者，还能掩盖带鱼部分腥味。

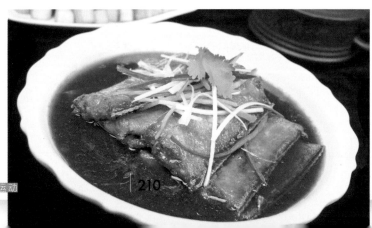

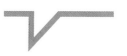

海参

有效降低血脂浓度

· 降脂功效全记录

海参中含有丰富的镁元素，能提高高密度脂蛋白水平，降低低密度脂蛋白水平，有效降低血脂。

营养成分	每 100 克含量
蛋白质	16.5 克
维生素 B_2	0.04 毫克
铁	13.2 毫克
镁	149 毫克
钙	285 毫克

· 这样吃更降脂

食用海参时加入一些维生素 A 含量丰富的材料，如菠菜等，能保护血管，促进血管修复，从而减少胆固醇的沉积。

· 对哪种并发症有益

· 贫血

海参中含有丰富的钒元素，能增强造血功能，对预防贫血有积极的治疗作用。

特别提醒

脾胃虚弱和经常腹泻的人忌食。

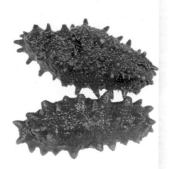

· 这样搭配更降脂

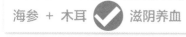

海参 + 木耳 ✅ 滋阴养血

木耳与海参搭配炖汤食用，能起到滋阴养血、润燥的作用，适合血虚津亏的产妇食用，也适合大便燥结的高脂血症患者。

每天 50 克为宜。

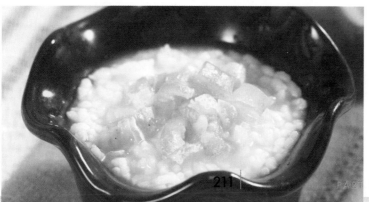

大米海参粥
此粥能滋阴清肺、益中补气，适合身体瘦弱的高脂血症患者食用。

海带

防止胆固醇沉积

降脂金牌营养素 | 不饱和脂肪酸　昆布素等多糖类物质　褐藻酸

·降脂功效全记录

海带含丰富的不饱和脂肪酸，能防止血管壁上过多的胆固醇沉积；昆布素等多糖类物质可降低血清胆固醇和甘油三酯含量，褐藻酸能促进胆固醇排泄，控制胆固醇的吸收。

营养成分	每 100 克含量
蛋白质	1.1 克
膳食纤维	0.9 克
钙	241 毫克
镁	61 毫克
铁	3.3 毫克

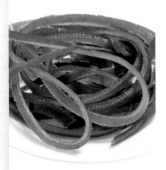

·这样吃更降脂

海带用水泡发后煮粥食用，对血液循环有很好的作用，对预防高脂血症大有益处。

·对哪种并发症有益

·糖尿病

海带中含褐藻酸钠，可以提高糖尿病患者对胰岛素的敏感性，从而降低空腹血糖。

> **特别提醒**
>
> 干海带含有少许有毒物质，烹制前应先用清水漂洗，然后浸泡 6 小时以上，中间勤换水，处理后食用才更安全。

每天 150~200 克（水发）为宜。

·这样搭配更降脂

海带 ＋ 黑芝麻 排毒养颜

海带能净化血液，搭配黑芝麻，能改善血液循环、排毒养颜，对预防血液中胆固醇沉积有很好的效果。

海带豆腐汤

帮助排毒

材料·水发海带150克，南豆腐200克。

配料·葱花、盐、香油各适量。

做法·

1. 南豆腐洗净，切块；水发海带洗净，切条。

2. 锅置火上，加适量清水烧沸，放入豆腐块、海带条、葱花煮8分钟，用盐和香油调味即可。

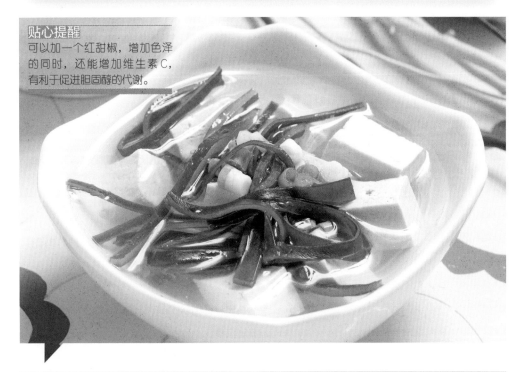

贴心提醒
可以加一个红甜椒，增加色泽的同时，还能增加维生素C，有利于促进胆固醇的代谢。

降脂食物组合

菜名	食物组合	菜名	食物组合
海带柠檬汁	海带 + 柠檬	海带绿豆大米粥	海带 + 绿豆 + 大米
海带冬瓜汤	海带 + 冬瓜	海带炖丝瓜	海带 + 丝瓜
海带拌土豆丝	海带 + 土豆	芹菜海带黄瓜汁	海带 + 芹菜 + 黄瓜

猕猴桃

预防
心血管疾病

降脂金牌营养素 ｜ 膳食纤维

· 降脂功效全记录

　　猕猴桃含有膳食纤维，1/3 为果胶，可有效降低血中胆固醇含量，降低血脂，预防心血管疾病。

营养成分	每 100 克含量
蛋白质	0.8 克
不溶性膳食纤维	2.6 克
碳水化合物	14.5 克
维生素 C	62 毫克
钙	27 毫克

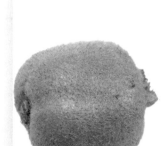

· 这样吃更降脂

　　猕猴桃去皮后直接食用最好，能很好地保留其营养，非常适合高脂血症患者。

· 对哪种并发症有益

· **心血管疾病**

　　猕猴桃富含精氨酸，能有效改善血液流动，防止血栓形成，降低冠心病、高血压、动脉硬化等心血管疾病的发生。

特别提醒

情绪低落、爱吃烧烤的人应常食用些猕猴桃。

· 这样搭配更降脂

猕猴桃 + 橙子 增强免疫力

　　两者搭配，能加强维生素 C 的作用，增强高脂血症患者的免疫力。

每天 100 克为宜。

猕猴桃杏汁
猕猴桃与杏共同榨汁饮用，有利于高脂血症合并心脏病患者。

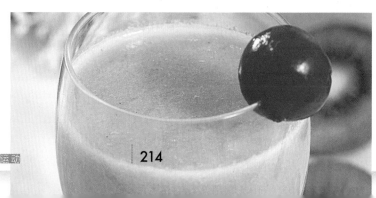

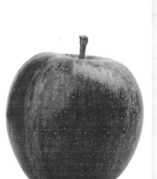

苹果

防止
脂肪聚集

·降脂功效全记录

苹果含丰富的果胶，可以降低血液中胆固醇浓度，防止脂肪聚集。烟酸可帮助脂肪燃烧，降低坏胆固醇水平，升高好胆固醇水平。

营养成分	每100克含量
蛋白质	0.2克
不溶性膳食纤维	1.2克
碳水化合物	13.5克
维生素C	4毫克
钾	119毫克

·这样吃更降脂

食用苹果宜现吃现切，不仅能防止氧化变黑，还能防止降脂营养素的损失。

·对哪种并发症有益

·糖尿病

苹果中的维生素C可维持胰岛素的功能，促进葡萄糖的利用，调节机体血糖水平。

特别提醒

口味较重的人常吃苹果，可以排出体内多余的钠，起到软化血管壁、降低血压的作用。

·这样搭配更降脂

苹果 + 猪肉 抑制胆固醇升高

苹果与猪肉搭配食用，除了增加营养外，还可以抑制胆固醇升高，且苹果还能消除猪肉的特殊味道。

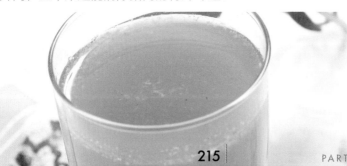

每天宜吃
100~200克。

胡萝卜苹果汁
高脂血症患者经常饮用，不但能防止血脂升高，对预防便秘、防止视力下降也有很好的效果。

215

山楂

防治动脉粥样硬化

降脂金牌营养素｜有机酸　维生素 C

·降脂功效全记录

山楂含有有机酸和维生素 C，能有效调节脂质代谢，增加或促进体内脂质的转化与排泄，帮助降低血清胆固醇及甘油三酯含量，有效防治动脉粥样硬化。

营养成分	每 100 克含量
蛋白质	0.5 克
不溶性膳食纤维	3.1 克
碳水化合物	25.1 克
维生素 C	53 毫克
钾	52 毫克

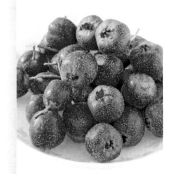

·这样吃更降脂

山楂除了鲜食以外，也可以在炖肉的时候放入几颗，能解油腻、促进肉的熟烂，而且山楂富含脂肪酶，有助高脂血症患者体内胆固醇的转化。

·对哪种并发症有益

·高血压

山楂中含有山萜类及黄酮类成分，有显著的扩张血管及降压作用，适合高血压患者食用。

特别提醒

不要空腹吃山楂，以免对胃黏膜造成不良刺激。

每天不超过 5 颗为宜。

·这样搭配更降脂

山楂 + 荷叶 助消化、减肥

两者搭配，有促进消化、减肥的作用，还能降脂降压、扩张血管。

胡萝卜山楂汁
此饮品能解油腻，促进消化，高脂血症、高血压等患者可以经常饮用。

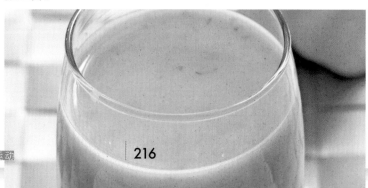

山楂烧豆腐

健脾开胃

材料·鲜山楂 50 克，豆腐 200 克。

配料·葱花、姜末各 10 克，盐 2 克。

做法·

1. 山楂用清水浸泡 5 分钟，洗净，去蒂，除子，切小块；豆腐洗净，切小块。

2. 锅置火上，倒油烧至七成热，炒香葱花、姜末，放入豆腐块翻炒均匀，加少量清水用大火烧开，转小火烧 5 分钟，下入山楂略炒，加盐调味即可（可用薄荷叶装饰）。

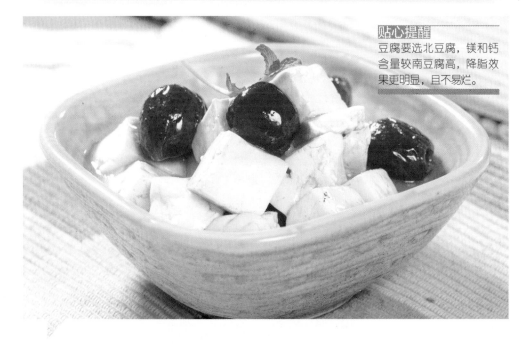

贴心提醒
豆腐要选北豆腐，镁和钙含量较南豆腐高，降脂效果更明显，且不易烂。

降脂食物组合			
菜名	食物组合	菜名	食物组合
山楂粥	山楂 + 糯米	山楂栗子羹	山楂 + 栗子
雪中梅花	苹果 + 山楂	红豆山楂米糊	红豆 + 山楂 + 大米
黄瓜雪梨山楂汁	黄瓜 + 山楂 + 雪梨	山楂糕拌白菜	山楂糕 + 白菜

人参

降低血液中胆固醇含量

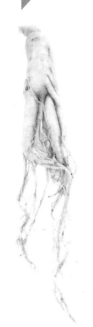

降脂金牌营养素｜人参皂苷 Rb$_2$

·降脂功效全记录

研究表明，人参中的人参皂苷 Rb$_2$ 有改善血脂的作用。它能够降低血液中胆固醇、甘油三酯的含量，增加血清好胆固醇的量，起到降低动脉硬化指数的效果，对于高脂血症、血栓和动脉硬化有辅助治疗意义。

·这样吃更降脂

人参煎汤服用，能使其营养物质最大程度地被吸收，最能发挥其降脂作用，还有非常好的补充体力的效果。

·对哪种并发症有益

·高血压

人参能够改善心脏功能，增加心肌收缩力，减慢心率，对高血压、冠心病有一定的预防作用。

特别提醒

失眠的人不宜食用人参，因为人参有兴奋中枢神经的作用，会加重失眠。

·这样搭配更降脂

人参 + 鸡肉 预防高脂血症患者身体乏力

人参能补元气，生津止渴，搭配鸡肉食用，能添精补髓，活血调精，适合高脂血症患者食用，能够预防身体乏力。

每天 3～10 克（生重）为宜，煎汤。

鸡肉人参汤
补中益气，增强体力，适合身体瘦弱、体质不好的高脂血症患者食用。

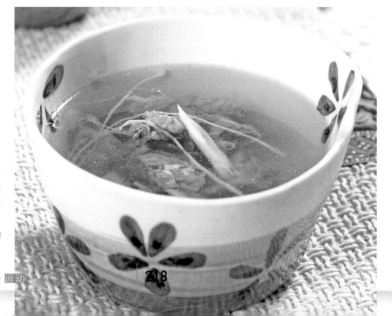

灵芝

预防动脉硬化斑块形成

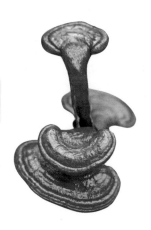

·降脂功效全记录

灵芝中含有的灵芝多糖、灵芝多肽对高脂血症患者有很好的作用，能明显降低血胆固醇、脂蛋白和甘油三脂的含量，预防动脉粥样硬化斑块形成，还可软化血管、防止受损血管进一步损伤。

·这样吃更降脂

灵芝单味煎服即可发挥其降脂的功效；与人参、黄芪、当归等中药一起炖汤食用，更能增加对高脂血症患者的补益效果。

·对哪种并发症有益

·糖尿病

灵芝可以促进组织对葡萄糖的利用，抑制脂肪酸的释出，改善高血糖症状，对治疗糖尿病有一定辅助作用。

> **特别提醒**
> 手术前、后1周内，或正在大出血的患者不建议食用灵芝。

·这样搭配更降脂

灵芝 ＋ 鸡肉 温中补气

灵芝和鸡肉搭配，有温中补气、润肺止咳的作用，而且鸡肉还可以掩盖灵芝的苦味，一同食用，适合肺气不足的高脂血症患者食用。

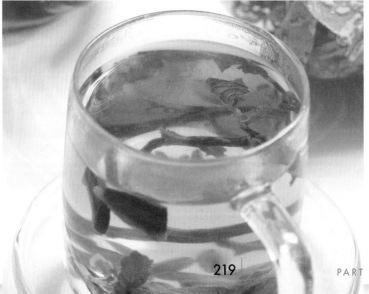

10~15克为宜，煎汤。

薄荷灵芝茶
有抽烟习惯的高脂血患者，常喝一杯，有很好的润肺作用。

何首乌

直接减少心脑血管病变的发生

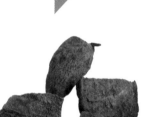

10~30克为宜，煎汤。

·降脂功效全记录

何首乌中含有蒽醌类衍生物，能阻止胆固醇在肠道的吸收，防止类脂质物质在血管内的停留，起到延缓动脉粥样硬化形成以及降血脂的作用。何首乌可直接减少心脑血管病变的发生。

·这样吃更降脂

1. 与当归、枸杞子、菟丝子等配伍，对防治高脂血症患者肝肾不足、腰膝酸软、头晕耳鸣有很好的作用。

2. 与黑芝麻、当归、火麻仁配伍，可以增强养血通便的作用。

·对哪种并发症有益

·心肌缺血

何首乌中含有蒽醌类、磷脂等物质，有直接的抗氧化作用，能减少体内氧自由基的产生，对心肌起到保护作用，防止心肌缺血。

特别提醒

1. 大便清泄的患者及痰湿者不宜食用何首乌，以免症状加重。

2. 服用何首乌时，不宜搭配葱、蒜等食材，防止药效降低。

·这样搭配更降脂

何首乌 + 熟地 补肝肾

两者搭配可用于肝肾虚损、早衰发白、动脉硬化、高脂血症者，能补肝肾、降血脂。

何首乌乌发粥
何首乌搭配紫米一同煮粥，有补肾固精、润肤乌发的作用，有须发早白、脱发等症的高脂血症患者可适当服用。

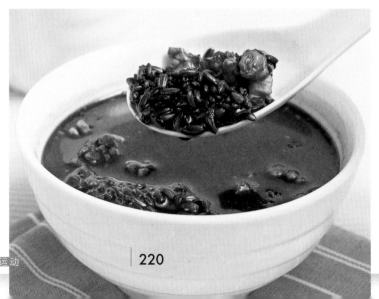

地骨皮

保护血管，改善血管功能

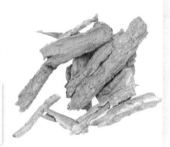

·降脂功效全记录

地骨皮作为能稳定血脂、预防高脂血症并发症的一味中药材，含有β-谷固醇、桂皮酸，两者能降低血脂，起到保护血管、改善血管功能等作用。

·这样吃更降脂

地骨皮用水煎煮后饮用，对伴有高血糖的高脂血症患者有很好作用，不会导致血糖过低，又能起到稳定血脂的作用。

·对哪种并发症有益

·糖尿病

地骨皮对糖尿病患者的消渴症状有很好的防治作用，另外，还可以缩短高血糖维持的时间。

> **特别提醒**
> 1. 忌用铁器煎煮，否则会导致其药效大打折扣。
> 2. 地骨皮性寒，外感风寒发热及脾虚便溏者不宜食用。

·这样搭配更降脂

| 地骨皮 + 翻白草 降糖 |

两者搭配有轻度的降糖效果，有糖尿病的高脂血症患者，可以将两者作为辅助降糖的食疗选择之一。

6~15克为宜，煎汤。

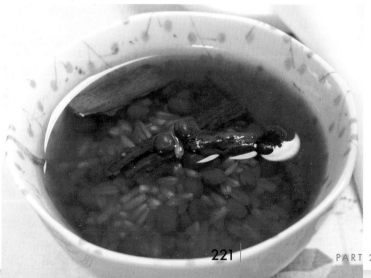

地骨皮粥
地骨皮同麦仁一同煮粥，对预防口干舌燥等阴虚燥热症状，有很好的食疗效果。

罗布麻

增强血管柔韧性和弹性

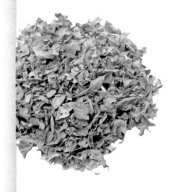

每天3~15克为宜，煎汤。

降脂金牌营养素 | 芸香苷　儿茶素　槲皮素

·降脂功效全记录

罗布麻中的芦丁、儿茶素、槲皮素对高脂血症患者很有益处。三种物质能保持或恢复毛细血管的正常抵抗力，使得血管的柔韧性和弹性增强，防止脂肪在血管壁上沉积，降低血清胆固醇含量。

·这样吃更降脂

罗布麻叶开水浸泡代茶饮用，对于帮助治疗高脂血症有很好的疗效。

·对哪种并发症有益

·高血压

高血压患者将罗布麻叶开水泡茶饮用，其收缩压和舒张压都有一定降低，还能改善水肿，可以作为高血压病的辅助治疗。

特别提醒

1. 罗布麻性凉，脾胃虚寒的人要慎用。
2. 不宜长期食用，尤其是肝肾功能不好的患者，以免加重肝肾损害。

·这样搭配更降脂

罗布麻 + 菊花 + 决明子 降压减肥

三者搭配泡茶饮用，有很好的清脂、降压功效，还能起到减肥的作用。

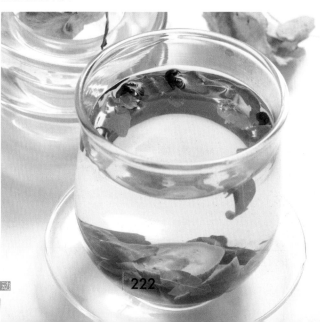

罗布麻茶
罗布麻叶6克、山楂15克、五味子5克、冰糖适量，一起用热开水冲泡。此茶有强心降压、清火利尿的作用，适合高脂血症患者夏季饮用。

PART 3

对症饮食，赶走并发症

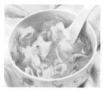
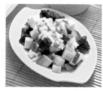
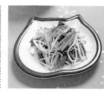

高脂血症并发糖尿病

· 营养处方

1. 食用有调节脂肪和血糖作用的食物，如香菇、大蒜、芹菜、洋葱等。

2. 富含动物脂肪的食物少吃，用不饱和脂肪酸丰富的植物油代替动物油，如橄榄油、花生油、山茶油等，但是每天油的摄入量不要超过 25 克。

3. 降低胆固醇的摄入，每天控制在 300 毫克以内。

4. 尽量食用多糖类的淀粉，少吃单糖或双糖含量高的食物。多糖类的食物如米、面、蔬菜等；单糖、双糖类如糖果、甜点等。

5. 增加膳食纤维、维生素 C、维生素 E、镁等营养素的摄入量。

· 食材须知

类别	推荐食物	建议不吃
谷豆类	玉米、荞麦、燕麦、莜麦、红豆、黄豆、黑豆等	油炸类的食品以及面包、蛋糕等
蔬果类	火龙果、山楂、苹果、猕猴桃、木瓜、黄瓜、莴笋、圆白菜、扁豆、白菜、茄子、魔芋等	芋头、柿子、红枣、枇杷、桂圆、金橘、杨梅、甘蔗、芒果等
水产、菌藻类	金枪鱼、带鱼、青鱼、沙丁鱼、木耳、银耳、金针菇、香菇、草菇、海带、紫菜等	螃蟹、墨鱼、鱼子等
肉蛋奶类	猪瘦肉、牛瘦肉、鸡肉、鸽肉、牛奶等	动物内脏、肥肉、腊肉等

· 饮食提醒

1. 少吃或不吃糖果、点心、甜饮料等含糖多的食物。

2. 不饮酒或者少量饮低度的酒，如红酒。

香菇炒菜花

调节血糖，降低血脂

材料·菜花 250 克，干香菇 15 克。

调理·盐 2 克，葱段、姜末各 5 克，水淀粉 15 克。

做法·

1. 菜花在盐水里浸泡几分钟后，冲洗干净，切成小块，放入沸水锅内焯水后捞出备用。

2. 香菇用温水泡发后，去蒂洗净，切片备用。

3. 将花生油放入炒锅内，烧热后，放入葱段、姜末煸出香味，放入香菇片、菜花翻炒，加少量清水用小火煨熟后，加盐，用水淀粉勾芡即可。

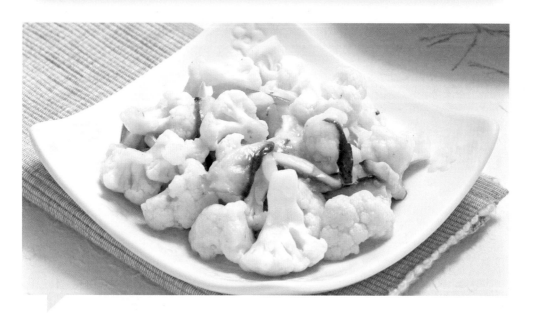

降糖又降脂食物组合			
菜名	食材清单	菜名	食材清单
冬瓜鱼丸汤	冬瓜 + 鳕鱼丸	绿豆银耳粥	绿豆 + 银耳 + 小米 + 大米
蒜蓉苦瓜	红椒 + 苦瓜 + 大蒜	蒜泥茄子	大蒜 + 茄子
海带焖饭	大米 + 水发海带	西蓝花粥	西蓝花 + 大米

高脂血症并发高血压

· 营养处方

1. 控制能量摄入。每天总能量以维持理想体重为宜。适当多吃含膳食纤维丰富的主食,如玉米、燕麦、荞麦等。

2. 限制脂肪量。每天烹调油不超过 25 克,以植物油为佳。

3. 多吃含钾、钙丰富的食品,每天的食盐摄入不超过 5 克。

4. 多吃具有调脂、降压作用的食物,如洋葱、山楂、香菇、豆制品等。

5. 甘油三酯增高者,适当增加蔬菜、菌藻、豆类等富含膳食纤维食物的摄入量;低密度脂蛋白异常者,适当增加蛋白质的摄入,特别是豆类及豆制品。

· 食材须知

类别	推荐食物	建议不吃
谷豆类	大米、燕麦、荞麦、玉米、高粱米、薏米、红豆、绿豆、黄豆、黑豆等	高脂、高油的加工面点,如油条、奶油蛋糕等
蔬果类	苹果、桃子、橘子、柠檬、番茄、芹菜、油菜、菠菜、白菜、冬瓜、洋葱、茄子等	牛油果
水产、菌藻类	海带、紫菜、木耳、银耳、香菇等	鱼子、蟹黄等
肉蛋奶类	瘦肉、鸡肉、脱脂牛奶、低脂奶酪等	动物内脏、肥肉、肉皮、猪蹄、奶油及盐腌、烟熏肉食等

· 饮食提醒

1. 减少钠盐的摄入,有助于降低血压,防止水钠潴留。

2. 限制脂肪的摄入。避免油炸、油煎以及含油高的食物。

3. 避免辛辣刺激性食物,严格控制饮酒,禁止酗酒。

蒜蓉西蓝花

调脂降压护血管

材料·西蓝花 400 克。

调理·蒜末、盐各适量。

做法·

1. 西蓝花洗净掰小朵，将西蓝花在沸水中焯 1 分钟至水再次煮开，捞出，浸入凉水中以防变黄。

2. 锅中倒入适量油，待油烧至七成热时，下蒜末翻炒出香味，倒入焯好的西蓝花翻炒 2~3 分钟，加盐出锅即可。

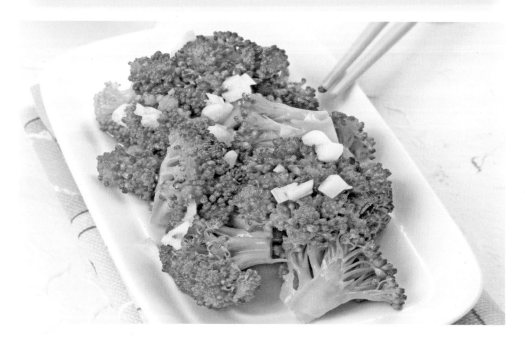

降压又降脂食物组合			
菜名	食材清单	菜名	食材清单
胡萝卜苹果汁	胡萝卜＋苹果	桂圆红枣粥	桂圆＋红枣＋大米
猕猴桃杏汁	猕猴桃＋杏	紫菜虾皮粥	紫菜＋虾皮＋鸡蛋＋大米＋燕麦
清蒸鲤鱼	鲤鱼＋莴笋	番茄炖豆腐	番茄＋豆腐

高脂血症并发肥胖

· 营养处方

1. 控制能量摄入。能量要逐渐降低，不可采取骤然降低的方法。成年轻度肥胖者，以每月减轻体重 0.5~1 千克为宜，成年中度以上肥胖者，每周减轻 0.5~1 千克为宜。

2. 限制脂肪、碳水化合物，尤其要控制饱和脂肪酸、单糖和双糖的摄入。

3. 多吃蔬菜和水果，保证维生素、矿物质和膳食纤维的摄入量。

4. 适当摄入含优质蛋白质的食物，如鱼类、瘦肉、大豆类等。

5. 减少动物脂肪的摄入，日常饮食建议用植物油。

6. 日常多吃些粗粮，如糙米、薏米、小米等。

· 食材须知

类别	推荐食物	建议不吃
谷豆类	大米、燕麦、荞麦、玉米、小米、红豆、绿豆、黄豆等	含油脂及糖多的糕点以及油炸食品
蔬果类	苹果、火龙果、木瓜、香蕉、西瓜、甜瓜、猕猴桃、橘子、白菜、芹菜、油菜、菠菜、番茄、苦瓜、黄瓜等	无
水产、菌藻类	鲤鱼、草鱼、鲫鱼、金枪鱼、海带、紫菜、木耳、银耳、香菇、金针菇等	鱼子、蟹黄等
肉蛋奶类	瘦肉、去皮禽肉、鱼、虾、牛奶等	肥肉、动物内脏、香肠、奶油等

· 饮食提醒

1. 忌食或控制食用各种糖果、甜饮料、糕点、油炸食品，花生、核桃、松子、芝麻、腰果等坚果类食物，因含油脂较高，一定要控制摄入量。

2. 少吃零食，不吃宵夜。

3. 避免食用高热量食物、脂肪含量高的食物，如巧克力、火腿、香肠等。

荔橘苹果

调节血脂，控制体重

材料 · 苹果 200 克，蜜橘 100 克，鲜荔枝 50 克。

做法 ·

1. 苹果洗净，切成两半，去蒂除核，切面向下再切成 1 厘米厚的片，每片不分开叠在一起，放在盘中摆成空心的四边形。

2. 蜜橘洗净，去皮，分瓣；荔枝洗净，去皮，分别放入苹果片摆成的空心四边形内。

3. 牙签放在盘边，吃时用牙签插取水果即可。

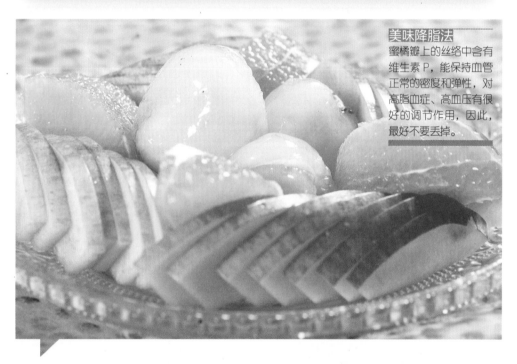

美味降脂法

蜜橘瓣上的丝络中含有维生素 P，能保持血管正常的密度和弹性，对高脂血症、高血压有很好的调节作用，因此，最好不要丢掉。

减肥又降脂食物组合

菜名	食材清单	菜名	食材清单
荸荠炒芹菜	荸荠＋芹菜	香菇油菜	香菇＋油菜
冬瓜海带汤	冬瓜＋海带	芹菜苹果汁	芹菜＋苹果
番茄炒丝瓜	番茄＋丝瓜	南瓜胡萝卜粥	南瓜＋胡萝卜＋大米

高脂血症并发脂肪肝

· 营养处方

1. 控制淀粉、脂肪的摄入。

2. 以植物性脂肪为主，吃一些含不饱和脂肪酸的植物油。

3. 适当提高蛋白质的摄取，可避免体内蛋白质的损耗，有利于清除肝内积存的脂肪，促进肝细胞修复与再生。

4. 补充充分的维生素 C、维生素 B_6、叶酸、维生素 E、膳食纤维、钾、锌、镁等物质，维持正常代谢，保护肝脏。

· 食材须知

类别	推荐食物	建议不吃
谷豆类	大米、燕麦、荞麦、玉米、小米、红豆、绿豆、黄豆等	含油脂及糖多的糕点以及油炸食品
蔬果类	苹果、火龙果、香蕉、西瓜、甜瓜、芹菜、油菜、菠菜、番茄、苦瓜、黄瓜、南瓜、冬瓜、芥菜等	无
水产、菌藻类	鲤鱼、草鱼、鲫鱼、金枪鱼、海带、木耳、银耳、香菇、金针菇等	鱼子、蟹黄等
肉蛋奶类	瘦肉、去皮禽肉、鱼、虾、脱脂牛奶等	肥肉、动物内脏、香肠、奶油等

· 饮食提醒

1. 忌食对肝脏有害或有刺激性的食物，如酒类、芥末、咖喱、辣椒等，以保护肝脏的健康。

2. 饮食不宜过咸，每天食盐摄入量不要超过 5 克。尽量少吃含饱和脂肪酸的食物（如猪油、黄油、奶油等）。

3. 少食或不食动物内脏等高胆固醇食物。不吃高糖糕点、冰激凌、糖果等。

番茄炒虾仁

调脂护肝

材料·番茄 250 克，虾仁 50 克，鸡蛋清适量。

调料·葱段、水淀粉、盐各适量。

做法·

1. 番茄洗净，去蒂，切丁；虾仁洗净，用鸡蛋清和水淀粉拌匀。

2. 炒锅置火上，倒入适量植物油，待油温烧至七成热，放入葱段炒香，加虾仁滑炒。

3. 倒入番茄翻炒 3 分钟，用盐调味即可。

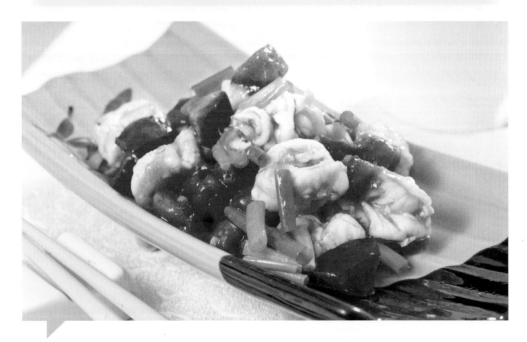

护肝又降脂食物组合

菜名	食材清单	菜名	食材清单
黄瓜苹果汁	黄瓜 + 苹果	冬瓜薏米瘦肉汤	冬瓜 + 薏米 + 猪瘦肉
黄瓜海蜇丝	黄瓜 + 海蜇丝 + 红椒	番茄丝瓜	丝瓜 + 番茄
胡萝卜炒木耳	胡萝卜 + 木耳	白萝卜粥	白萝卜 + 大米

高脂血症并发冠心病

· 营养处方

1. 饮食宜清淡，适当增加钙的摄入量，钙对心肌有保护作用；多吃蔬菜和水果。

2. 每周吃 1～2 次海鱼，如青鱼、带鱼、鳕鱼等，这些鱼肉中富含 EPA 和 DHA，有降血脂作用，能防止冠状动脉痉挛，对冠心病预防具有较为重要的意义。

3. 常吃些海带、紫菜等海藻类食物，海藻中的固醇化合物有降血脂的功效，能明显地降低胆固醇，对降血脂、预防动脉硬化及防治冠心病大有益处。

4. 多饮用脱脂牛奶或酸奶。牛奶含有钙和乳清酸，能减少食物中胆固醇的吸收，延缓冠心病的发展。

5. 可适当喝些绿茶，绿茶是防治冠心病很好的饮料。

· 食材须知

类别	推荐食物	建议不吃
谷豆类	大米、燕麦、荞麦、玉米、小米、红豆、绿豆、黄豆等	含油脂及糖多的糕点以及油炸食品
蔬果类	苹果、火龙果、木瓜、香蕉、西瓜、甜瓜、猕猴桃、橘子、芹菜、油菜、菠菜、番茄、苦瓜、黄瓜、南瓜、冬瓜、芥菜等	无
水产、菌藻类	鲤鱼、草鱼、鲫鱼、金枪鱼、海带、木耳、银耳、香菇、金针菇等	鱼子、蟹黄等
肉蛋奶类	瘦肉、去皮禽肉、鱼、虾等	肥肉、动物内脏、香肠、奶油等

· 饮食提醒

1. 避免吃脂肪含量过多的食物以及甜食，烹饪时不要用动物油。

2. 少吃盐，每日盐的摄入量不宜超过 5 克。

3. 不饮酒或少饮。每天酒精摄入不得超过 25 克（男性，女性 15 克），最好饮用葡萄酒或黄酒。

橘瓣银耳羹

降压降脂，预防冠心病

材料·橘子 100 克，银耳 15 克。

做法·

1. 银耳用清水泡发，择洗干净，撕成小朵；橘子洗净，去皮，分瓣。

2. 锅置火上，放入银耳和适量清水，大火烧开后转小火煮至汤汁略稠，加橘子瓣即可。

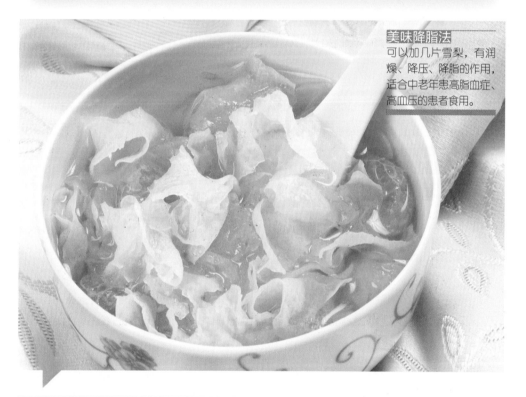

美味降脂法
可以加几片雪梨，有润燥、降压、降脂的作用，适合中老年患高脂血症、高血压的患者食用。

护心又降脂食物组合

菜名	食材清单	菜名	食材清单
鲫鱼豆腐	鲫鱼＋豆腐	番茄茄条	番茄＋茄子
番茄丝瓜	番茄＋丝瓜	木耳拌黄瓜	木耳＋黄瓜
香菇菜花	香菇＋菜花	番茄橘子汁	番茄＋橘子

菠菜炒绿豆芽

促进血液循环

材料 · 菠菜 200 克，绿豆芽 100 克。

调料 · 葱花、盐各适量。

做法 ·

1. 菠菜择洗干净，入沸水中焯烫 30 秒，捞出，过冷水后，切段；绿豆芽择洗干净，入沸水中焯去豆腥味，捞出。

2. 炒锅置火上，倒入适量植物油，待油温烧至七成热，放葱花炒香，放入菠菜段和绿豆芽翻炒均匀，用盐调味即可。

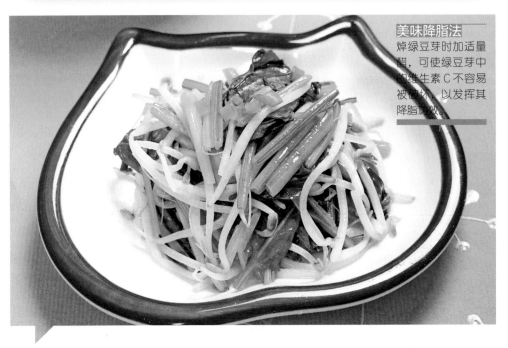

美味降脂法

焯绿豆芽时加适量醋，可使绿豆芽中的维生素 C 不容易被破坏，以发挥其降脂功效。

护心又降脂食物组合			
菜名	食材清单	菜名	食材清单
红豆薏米豆浆	红豆 + 薏米 + 黄豆	百合银耳红枣汤	银耳 + 红枣 + 百合
番茄西蓝花	番茄 + 西蓝花	草莓山楂茶	草莓 + 山楂干
苹果草莓汁	苹果 + 草莓	红薯南瓜粥	红薯 + 南瓜 + 大米

PART 4

运动降血脂，一身轻松

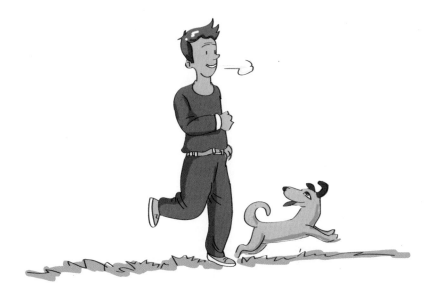

高脂血症运动那些事

哪些高脂血症患者不宜进行运动疗法

合并下列疾病时要禁止运动

- 急性心肌梗死
- 不稳定型心绞痛
- 充血性心力衰竭
- 严重的室性和室上性心律失常
- 重度高血压
- 严重糖尿病
- 肝、肾功能不全

合并下列疾病时应尽量减少运动量，并在医疗监护下进行运动

- 频发室性期前收缩和心房颤动
- 室壁瘤
- 肥厚型梗阻性心肌病、扩张型心肌病和明显的心脏肥大
- 未能控制的糖尿病
- 甲状腺功能亢进
- 肝、肾功能损害

高脂血症患者合并完全性房室传导阻滞、左束支传导阻滞、安装固定频率起搏器、劳力型心绞痛、严重贫血、严重肥胖以及应用洋地黄或 β - 受体阻滞剂等药物时也应该谨慎地进行运动。

远离运动认识误区

运动对高脂血症患者有好处，但有很多人对运动存在一些不全面甚至错误的看法，在运动前需要做一个了解。

·误区1：出汗才说明运动有效

很多人都觉得运动后不出汗就不算运动过，其实不是那么回事。人的汗腺大体上分为相对活跃型和相对保守型，跟遗传有关。活跃型的人出汗较多，保守型的人则出汗较少，有的人大热天出汗也很少，有些人天气稍微热一点就出汗。所以，高脂血症患者在运动中不能以出汗多少来判定运动是否有效，心率的增加更有说服力。

·误区2：有效运动一定会肌肉酸痛

这种想法是错误的，通常锻炼后肌肉酸痛则说明运动过度或者训练不当。而过度的运动可以导致髋、膝等关节面的磨损，而关节如果长期进行高强度的运动，会产生高应力，骨关节容易出现骨质增生，软骨下骨硬化，加重软骨退行性病变，继而出现关节的疼痛、肿胀等。

·误区3：一项运动坚持到底

既然运动对血脂调节有好处，有的人就开始选择一项运动长期坚持：有人喜欢慢跑，就长年累月地慢跑，有人喜欢游泳，就一直坚持游泳，从来不换。这样做其实没有最大限度发挥运动的功能。因为长期坚持一种运动方式，机体会对此项运动产生"熟悉感"，从而会自然地减少运动能量的消耗，使运动达不到最佳效果。

因此，期望得到运动的最佳目的，要选择不同的运动方式来相互配合，可以一项运动锻炼一段时间后，换另一种运动项目，或两三种运动交替进行，给身体以不同的刺激，这样更能发挥运动降血脂的作用。

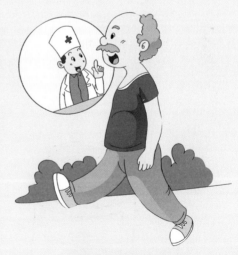

有效的运动跟出汗与否关系不大，运动后的心率变化更有说服力。

运动健身时
需要注意的事项

· 自身感受很重要

若运动中出现严重的呼吸困难、胸闷、头晕目眩、面色苍白等现象，高脂血症患者必须马上停止运动，卧床休息；如果未见恢复，必须尽快到医院，让医生进行相关的监测和治疗。

· 无并发症患者的运动

高脂血症患者如果身体素质一直较好，没有其他并发症，在运动时，宜选择中等强度运动量，如每天慢跑 3~5 千米等。

· 有并发症患者的运动

如果高脂血症患者还合并其他病症，如轻度高血压、肥胖、糖尿病和无症状性冠心病等，运动时要掌握好运动量，可以参考锻炼时不发生明显的身体不适为标准，必要时可在医生的指导下进行。

另外，高脂血症伴糖尿病患者，为避免发生意外情况，运动前要准备一些糖果，避免出现低血糖。有严重并发症的患者则应禁止运动。

· 运动、饮食和药物

高脂血症患者在运动过程中，需要定期监测血脂，运动期间注意与饮食和药物的协调——控制饮食的同时，也要满足身体的营养需求，不能一味只控制，而忽视了营养对病情的重要性；除此之外，运动后，要及时合理地调整药物的剂量。

需要注意的是，服用某些具有降压、降低心率作用的降脂药物时，选择运动强度时，要特别注意。

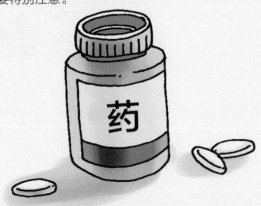

· 贵在持之以恒

　　运动能给高脂血症患者带来积极的有益效果，但是"冰冻三尺，非一日之寒"——运动要持之以恒，长期坚持，不能半途而废，也不能"三天打鱼，两天晒网"，只有这样，才能起到相应的效果。

· 运动时的小细节

　　高脂血症患者在运动时，运动场地最好选择有树木、绿地或水面旁等空气清新、负氧离子多的平整、阴凉的地方。公路、茂盛的丛林里、施工地点等都不太适合运动，甚至会产生对身体不利的影响。

　　运动前，高脂血症患者最好穿合脚的运动鞋和袜子，服装要宽松、柔软，弹性和透气性好。另外，随身携带好有自己姓名、年龄、住址、电话的卡片，在出现紧急情况时，有利于周围的人施救。容易过敏的老年人春季运动要戴口罩。

　　吸烟的高脂血症患者，在运动后不要马上吸烟，因为此时吸烟，其危害性比平时更大。运动后必须及时补充水分，少量多次喝些凉白开，防止缺水或脱水的现象发生。

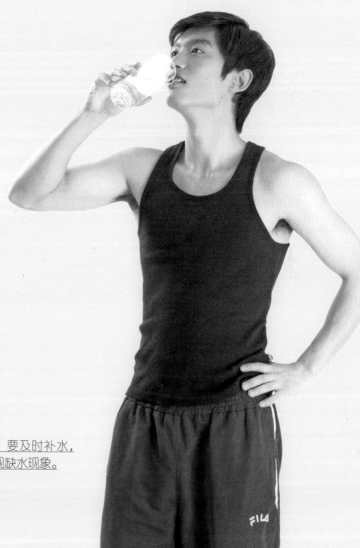

运动后，要及时补水，以免出现缺水现象。

怎么做到持续运动

很多高脂血症患者在运动过程中很容易坚持不下去，这样不但不利于血脂的降低，而且一旦停止，本来得到有效控制的血脂突然又出现变化，对高脂血症患者十分不利。那么，怎么在运动过程中"投机取巧"，让运动持续下去呢？

下面我们列举一些生活中的方法，让运动也活跃起来。

· 如何激发运动

运动时穿的运动鞋，平时摆放在显眼的地方。

跟家人或者朋友约定好，空闲时，经常一起出去运动。

在自己的卧室里或者电脑桌面，贴出自己运动的目标。

让家人时刻提醒和督促自己运动。

运动的器材和装备经常进行清洁和整理，摆放整齐。

· 想好对策，不让运动的心情受影响

不喜欢大汗浸湿衣服的朋友，如果怕运动时出汗，可以在洗澡前选择不易出汗的"相对静止"的运动；或者选择有卫浴设备的场所运动，运动后稍作休息，可以洗澡。

恶劣天气时，可以在室内运动，保持运动的动力和心情。

小知识：不同的运动方式，锻炼不同的身体素质

"持久力"、"肌力、肌肉耐力"与"柔韧性"是健康生活所需体力的三个组成要素，运动过程中，需要均衡每一个方面。

1. 持久力

有氧运动是最能提高持久力的运动。运动时，它能供给身体充分的氧气，从而能长时间坚持运动。

2. 肌力和肌肉耐力

通过肌力运动，如蹲举、俯卧撑、哑铃等运动，可以锻炼肌肉力量，提升新陈代谢，燃烧脂肪。

3. 柔韧性

运动前的伸展运动，可以让肌肉和关节、韧带进行充分伸展，既强化了身体的柔软度，又消除了疲劳。

对运动内容感觉枯燥时，可做些调整，如听听音乐，做些简单的其他运动等。

还可以选择自我奖励，在自己完成自己设定的运动目标后，可以选择去旅行等奖励一下自己。

·其他的方式

在户外野餐时，带些运动器材，如羽毛球、毽子等，吃饭休息一段时间后，可以进行一下运动。

唱 KTV 时，可以嘴、手、脚一起适当地动起来，既能锻炼肺活量，又能舒展舒展筋骨。

运动时放些适当的音乐，有助于增加乐趣，减轻疲劳感，还可以增进自己的运动热情。

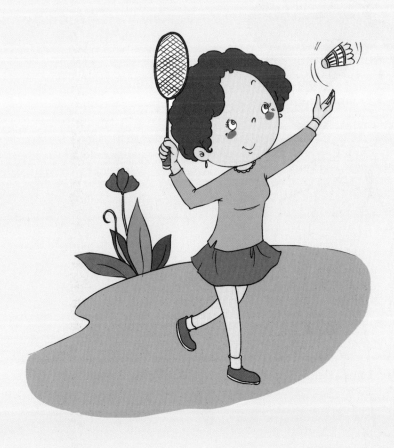

有氧运动
对高脂血症患者的好处

有氧运动是最适合高脂血症患者的运动方式，它有很多优点。

· 有效降血脂

经过规律的长时间有氧运动，可以帮助机体血液中的好胆固醇水平升高，同时降低坏胆固醇的水平，促进脂肪的新陈代谢，从而避免脂肪在体内沉积，达到降脂的目的。

· 有效消耗脂肪

中小强度的有氧运动，如走路、慢跑或游泳等，能有效消耗体内多余脂肪，其效果是静坐的几倍到十几倍。对于肥胖的高脂血症患者来说，非常有益处，且容易坚持。

· 预防高血压和糖尿病

通过有氧运动，可以使得肺活量慢慢地增强，使血压降低并控制在一定范围内。另外，通过调整脂肪代谢，能防止动脉硬化；同时还可以加强骨骼肌肉的脂代谢和糖代谢，稳定血糖和胰岛素的水平。这对于防治高血压和糖尿病等，能起到显著效果。

安全有效的降脂运动处方

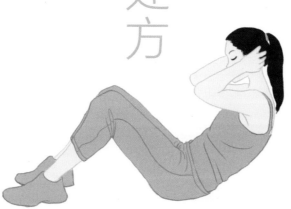

最常做的降血脂运动

快走

持之以恒的快走，不仅能预防、调节和改善高脂血症，对高脂血症并发脂肪肝、糖尿病等慢性病也有不错的疗效。中老年高脂血症患者可以经常试一试快走，对高脂血症会有积极作用。

· 快走的标准

通常每分钟走 100~150 米，即为快走，合每分钟走 120~140 步。

· 快走的时间

从每天 10 分钟，逐渐增加到每天快走 45 分钟至 1 小时。饭后 1.5~2 小时之后快走，是较为适宜的时段。

· 快走的次数

每周 3~6 次为宜。

· 快走运动量适宜的表现

年轻人心跳不超过 130 次／分钟，60 岁以上的老年人不超过 120 次／分钟，行走时有微汗、微喘，走完后感觉轻松，没有头晕、恶心、疲劳的感觉。

注意事项

1. 快走前，要准备好衣物和舒适的鞋子。
2. 做一做适度的伸屈运动，然后再快走。
3. 心脏病、气喘或是心肺功能不佳者，快步走时必须特别注意身体状况，一感到不舒服就要停止。
4. 膝关节不好的高脂血症患者不宜快走。

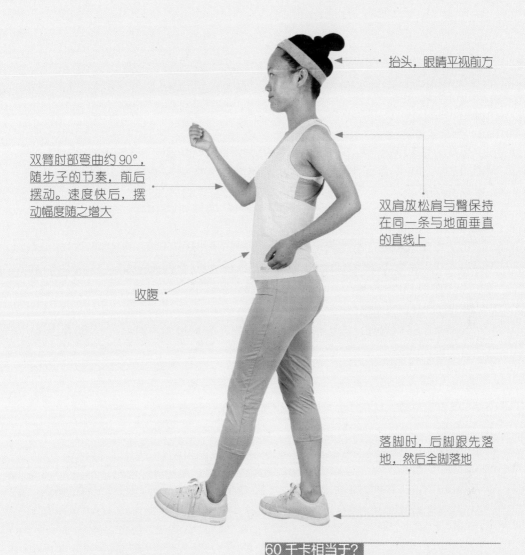

抬头，眼睛平视前方

双臂肘部弯曲约90°，随步子的节奏，前后摆动。速度快后，摆动幅度随之增大

双肩放松肩与臀保持在同一条与地面垂直的直线上

收腹

落脚时，后脚跟先落地，然后全脚落地

60 千卡相当于？

1 个奶香面包
10 克花生仁
3 颗奶糖

快走 10 分钟（每分钟110 米）可以消耗 60千卡的能量。

· 其他消耗 60 千卡热量的运动

运动类型	时间（分钟）
健身操	6.7
跳绳	6.7
网球	6

跳绳

跳绳是一项有氧运动，连续性跳绳能帮助消耗体内的脂肪，一个人跳绳 10 分钟，就能消耗掉 150 千卡左右的热量。所以，跳绳可以燃烧掉大量脂肪，对减肥、降低血脂水平很有益处。

· 跳绳的时间掌握

初学者在开始时，原地跳 3 分钟；3 个月后，可连续跳上 10 分钟；半年后，每天可实现"系列跳"(如每次连跳 3 分钟，每天跳 5 次)；最后每天能达到连跳半小时，就相当于慢跑 90 分钟所消耗的能量。欲想达到降血脂的功效，至少每分钟跳 100 次，理想心跳速度约为 150 次 / 分钟。

饭前半小时跳最佳，连续快节奏跳，最好不要超过 10 分钟。跳一会歇一会儿，每次可跳 30 分钟。

· 哪些人不适合跳绳

1. 过度肥胖者、冠心病、心功能不全、中度以上高血压、动脉硬化的人不适合跳绳。

2. 有慢性支气管炎、类风湿性关节炎、骨质疏松的人均不宜进行跳绳运动。

3. 跳绳不适合于多数老年人，中年人以及少数长期从事不剧烈运动的老年人，跳绳要采取简单的方式，以慢跳为主。

注意事项

1. 跳时避免全脚掌着地，否则易引起损伤。

2. 尽量选择软硬适中的草坪、木质地板和泥土地跳，不要在水泥地上跳。

3. 跳绳前要做活动手腕、肩臂、脚踝等准备工作。

4. 跳绳的绳子软硬、粗细要适中，摆动的幅度较大、速度较慢，适合初学者选用。

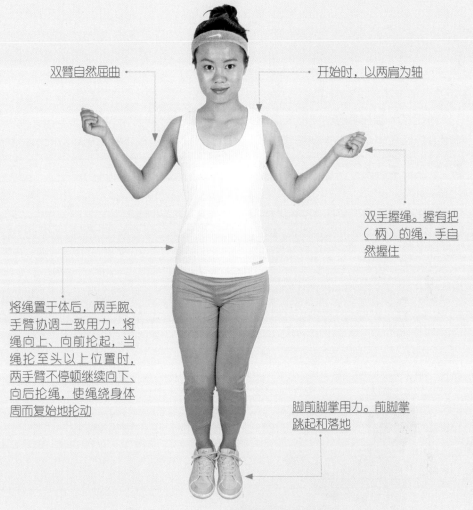

双臂自然屈曲

开始时，以两肩为轴

双手握绳。握有把（柄）的绳，手自然握住

将绳置于体后，两手腕、手臂协调一致用力，将绳向上、向前抡起，当绳抡至头以上位置时，两手臂不停顿继续向下、向后抡绳，使绳绕身体周而复始地抡动

脚前脚掌用力。前脚掌跳起和落地

150 千卡是多少？
360 克可乐
2 个半鸡蛋
3 片面包

跳绳 10 分钟可以消耗 150 千卡的能量。

· 其他消耗 150 千卡热量的运动

运动类型	时间（分钟）
逛街	90
步行	30~45
游泳	15

登山

　　登山是一项延年益寿的运动，可以称得上是"心血管体操"。它可以增加高脂血症患者的心排血量，改善各器官功能，还能预防高脂血症患者出现骨质疏松，并改善胃肠的消化功能。登山被认为是户外活动中最能降脂减肥的一项运动。

· 登山的时间

　　登山最好的时间为下午 15 ~ 16 点。

· 登山的次数

　　每周 2~3 次为宜。

· 登山运动量适宜的表现

　　1. 心率要超过正常心率 50% ~ 60%（健康成年人心率平均为 75 次 / 分钟，60~100 次 / 分钟）。

　　2. 登山过程中要出汗，但不宜大汗淋漓。运动后要有适度的疲劳感。

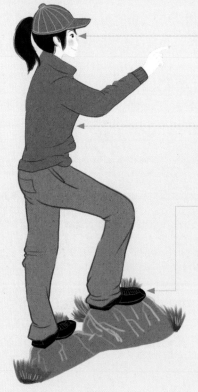

眼睛不要总看高处，要当心脚下的安全

上山时，重心前移，下山时，身体要直立或者稍微向后仰

先前脚掌着地，然后慢慢地过渡到全脚掌着地

注意事项

1. 登山时速度不宜快，以小步幅与中步幅上行。
2. 老年人登山需要量力而行，避免超负荷运动，且要有人陪同。同时，带上必要的药品。
3. 山的坡度要平缓，高度以 500 米以内为宜。

骑自行车

经常骑自行车，除了能增强消化功能，增进食欲，促进血液循环和新陈代谢外，还能提高中老年高脂血症患者的心肺功能。通常，骑自行车适宜病情较轻、体质较好的高脂血症患者（＜60岁）。

· 骑自行车的时间

每天骑自行车30~40分钟即可，以下午或傍晚骑较好，有些朋友喜欢晚上骑车锻炼，但要注意安全。

注意事项

1. 骑自行车前，要将车座高度和车把弯度调好。
2. 骑车过程中，身体保持稍向前倾，不要用力握把。

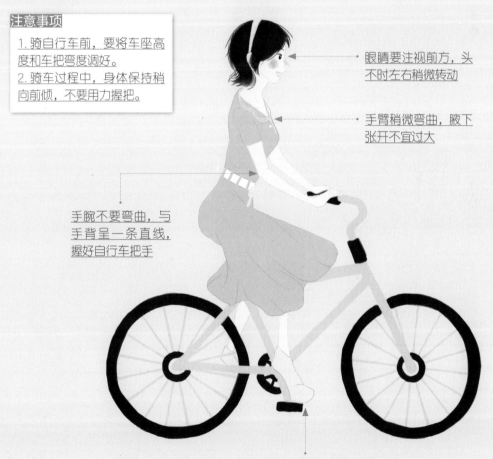

眼睛要注视前方，头不时左右稍微转动

手臂稍微弯曲，腋下张开不宜过大

手腕不要弯曲，与手背呈一条直线，握好自行车把手

可用脚的不同部位轮流用力

抓捏脂肪操

男性朋友腹部脂肪堆积主要表现为肚子向前凸出，而女性则是皮下脂肪的沉积，感觉小肚子出来了。此项运动能够帮助消除腹部脂肪，减掉"游泳圈"。

注意事项

1. 与腹式呼吸相结合，效果佳。
2. 每天 2 次，每个动作每次要进行 3 次。
3. 坚持 1 个月能收到明显效果。

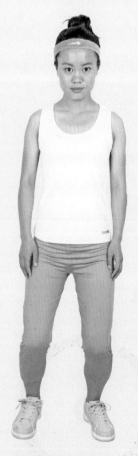

两腿分开，与肩同宽，尽量屈膝

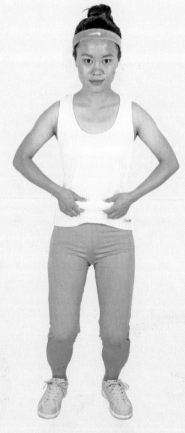

双手轻轻抓起腹部的脂肪部分，用鼻子深呼吸

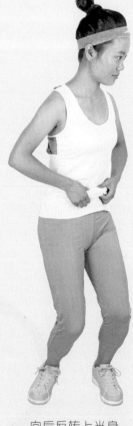

向后反转上半身，坚持 10 秒钟，慢慢吐气，上身复原

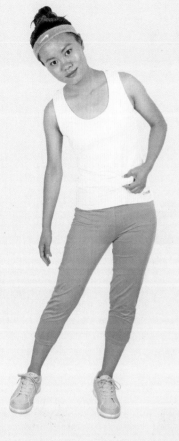

用左手轻轻抓捏腹部左侧的脂肪部分，鼻子深吸气，上半身向右侧弯曲，吐气，还原；然后换另一侧

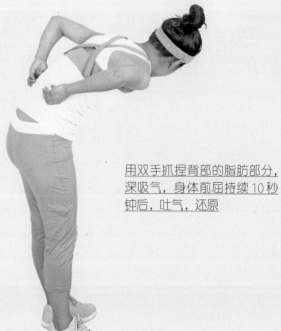

用双手抓捏背部的脂肪部分，深吸气，身体前屈持续10秒钟后，吐气，还原

柔软内脏体操

　　柔软内脏体操能够缓解内脏的血流不畅，使凝滞的血液在活动的刺激下慢慢恢复正常。经常练习能够帮助燃烧脂肪，恢复内脏原始状态。

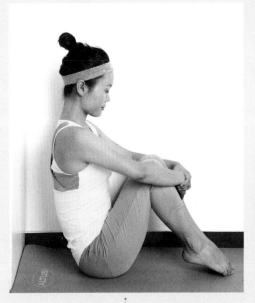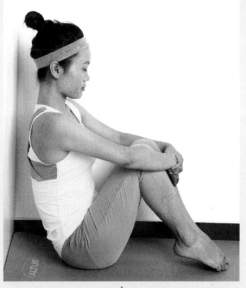

选择一个较安静干净的房间，背部朝向墙壁，坐下，离墙壁 30 厘米左右。双手抱膝

将背部向墙壁方向靠拢，然后以臀部尾椎为点，前后晃动，重复 10~15 次

注意事项

当身边没有墙壁等支撑物时，依然能够做上述动作的人，说明运动得到了很好的收获。

仰卧起坐

经常做仰卧起坐，对腹部的脂肪有很好的控制和消减作用，对高脂血症患者而言非常重要，可以帮助消除腹部的脂肪，但不适合老年人。

· 仰卧起坐的速度

起来的速度稍微快一些，躺下去的速度要放慢些。

· 仰卧起坐的频数

30 岁以下 45~60 个 / 分钟；30~50 岁 35~40 个 / 分钟；50 岁 25~30 个 / 分钟。

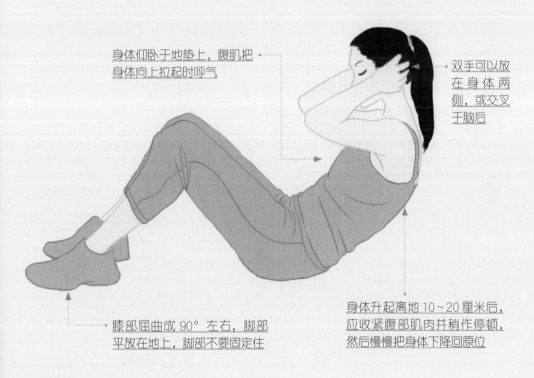

身体仰卧于地垫上，腹肌把身体向上拉起时呼气

双手可以放在身体两侧，或交叉于脑后

膝部屈曲成 90° 左右，脚部平放在地上，脚部不要固定住

身体升起离地 10~20 厘米后，应收紧腹部肌肉并稍作停顿，然后慢慢把身体下降回原位

注意事项

1. 不能由同伴用手按着脚踝，会导致大腿和髋部肌肉加入运动，降低腹部肌肉的工作量。
2. 练习时，动作宜慢，就如慢动作回放一般。
3. 刚开始不宜做得过多。可先做 5 个，以后每次练习加 1 个，至 15 个左右后，可尝试多做一组，达 3 组为止。

张闭嘴

嘴巴最大限度地张开，深吸一口气，闭口前将气呼出，连续做 30 次。

可以刺激面部神经，然后刺激大脑，从而改善脑部的血液循环，增强脑血管弹性，能预防卒中及阿尔茨海默病（老年痴呆症）。

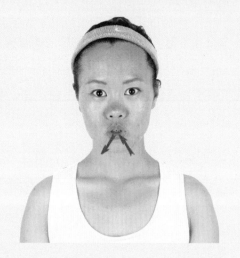

头绕环

头部沿前、右、后、左方向用力而缓慢地旋转绕环，再反方向沿前、左、后、右旋转绕环。

功效：可增强头部血管的抗压力，提高颈部肌肉、韧带、血管和颈椎关节的耐力，预防高脂血症、颈椎病、卒中等症。

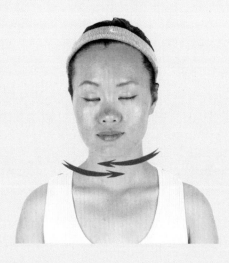

拍双耳

双手手掌距耳朵 7～10 厘米轻拍双耳，力量适中，每次 100 下。每天 3 次。

可以刺激双耳穴位，促使血液循环，防止动脉硬化，抑制高脂血症。

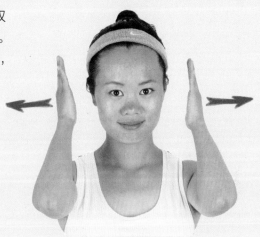

耸肩

双肩上提，缓慢放松，反复进行 5 分钟，早晚各 1 次。

此动作可以为颈动脉血液流入大脑提供动力，增加血流速度，减少脑血管供血不足和脑梗死的发生。

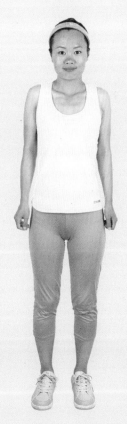

伸懒腰

　　双手交叉于腹前，自胸至头顶上伸，似举重样将腰带起，重复几次。

　　可以消除瘀积的血液脂质，促进血液循环，预防心脑血管疾病。

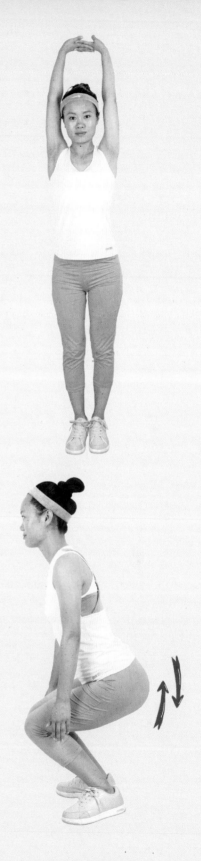

下蹲

　　双脚自然站立，全身放松，排除杂念后缓缓下蹲。用小腿压大腿，大腿压腹部，连续做 30 次，每日 3 次。

　　长期坚持下蹲，能减少腹部脂肪，消耗能量，起到降脂减肥的功效。

就算再忙也可以做的运动

做家务时可以做的小动作

· 拖地时

1. 伸拉

拖地时，可以左脚支撑，用右手扶住右脚脚踝，将右腿的小腿拉向臀部，让双腿的膝盖尽量靠拢，左手扶住拖把，稳定身体。然后换方向。

2. 深蹲

拖地时，双手握住拖把，双脚并拢，慢慢下蹲，膝盖不要超出脚尖。然后，臀部向后坐，膝盖慢慢伸直，最后臀部慢慢回原。

· 擦玻璃时

两手手掌压住抹布，上下运动，两腿随势弯曲，或踮起脚尖，左右大幅度地移动身体。

· 洗碗、切菜时

可以用左脚支撑身体站立，将右腿向后慢慢提起，然后换右脚站立，左腿向后抬。

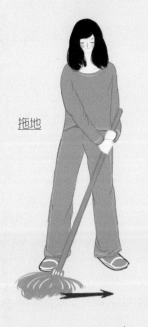

拖地

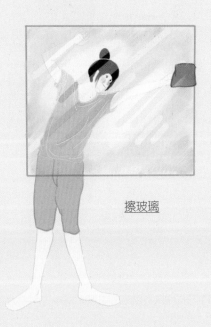

擦玻璃

PART 5　安全有效的降脂运动处方

上班时不耽误做的小动作

· 上下班路上

　　上下班路上，可以提前一站下车，多走一段的路，对高脂血症患者有很好的作用。

· 打电话时

　　将背部挺直，然后臀部用力，踮起脚尖，放下，然后再重复。

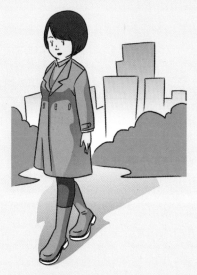

午餐后，到公司附近的小公园散散步，不要一直待在办公室里

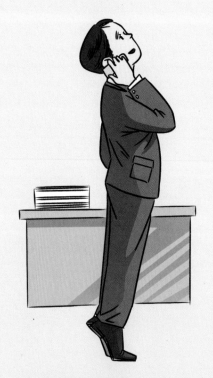

打电话时可以踮起脚，然后放下，能起到很好的降脂效果

· 坐车时

1. 如果坐在座位上，那么收缩小腹，同时将双脚轻抬离地，以增加腰部的柔韧性。

2. 站立时，可以用双手握住吊环，然后脚尖用力，踮起脚跟，也能锻炼腿部和腹部的肌肉。

· 午餐后

　　午餐后，可以在公司附近，找一个环境较好的地方散散步。

PART 6

高脂血症饮食 + 运动 搭配计划

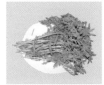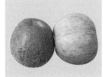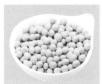

制定饮食＋运动计划的原则

饮食计划总原则

· 运动中的能量控制

高脂血症患者在运动期间，每天所需摄入的能量以标准体重乘以 30 为准。如标准体重为 60 千克的人，每日应该摄取的能量即为 60 乘以 30 等于 1800 千卡左右。

· 1 个鸡蛋的胆固醇摄入量

每人每天胆固醇的摄入量应不超过 300 毫克（相当于一个鸡蛋黄的量）。体内坏胆固醇水平偏高者，以及患有糖尿病或心血管病者，每日胆固醇摄入量不超过 200 毫克。

· 至少 25 克的膳食纤维摄入量

每天摄取膳食纤维（各类水果、豆类、蔬菜等）25 克以上，可促进体内脂质和胆酸的排出，搭配上合理的有氧运动，不但能辅助降血脂，还有塑身的效果，对预防多种并发症很有益。

· 每天保证食用 5 份蔬果

高脂血症的患者每天要吃蔬果不少于 5 份，可以 3 份蔬菜，2 份水果搭配食用。其意义在于，提供能量和矿物质、维生素等营养的同时，搭配上运动还能改善身体的状态，对控制血脂水平以及提高全身的健康大有裨益。

· 运动的饮食安排要均衡六大类食物

五谷类、奶类、蛋豆鱼肉类、蔬菜类、水果类、油脂类，这六类食物要保证每天摄取量的均衡，能有效预防高脂血症，而且对运动的效果还能起到事半功倍的推动作用。

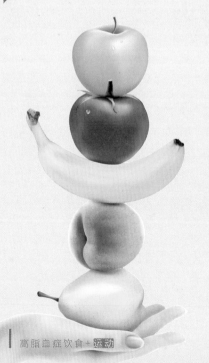

运动计划总原则

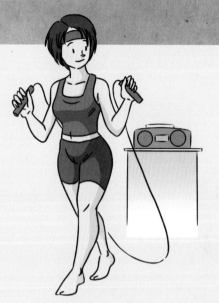

· 运动量和运动方式

运动量不适当，可能达不到预期的效果，甚至容易发生意外情况。运动后的心率控制在个人最大心率的 60%~70%，是适宜的运动强度。

不同年龄的人，其最大心率会随着年龄的增高而递减。

40 岁左右的高脂血症患者运动后的心率应控制在 130 次/分钟；50 岁左右的高脂血症患者运动后的心率则应控制在 120 次/分钟；60 岁以上的高脂血症患者运动后的心率控制在 110 次/分钟以内为宜。

对于运动方式的选择，无疑有氧运动是最适合的运动方式，常见的如散步、慢跑、打太极拳、游泳、跳健身操、骑自行车等；有氧运动在降低低密度脂蛋白含量，升高高密度脂蛋白含量，预防动脉粥样硬化等方面，都有着极为积极的作用。

· 运动时间

每次的运动时间以 30~40 分钟为宜，在运动开始之前，最好有 5~10 分钟的准备活动，确保脉搏逐渐升至适宜范围，然后开始运动。另外，高脂血症患者在运动结束前，要有 5~10 分钟的整理活动，如继续慢跑 2 分钟等，其目的是为了避免立即停止运动后，出现心脏缺血或自主神经不平衡等症状，对高脂血症患者的健康不利。

对于运动时间点的选择，研究表明，日出前和傍晚是污染的高峰期，不适合运动，会对呼吸系统产生危害，而最合适的运动时间为上午 10 点左右和下午 15 点左右，以及吃过晚饭的 2 小时以后。不同的高脂血症患者可以根据自己的时间，选择不同的运动时间点。

· 运动频率

不同的高脂血症患者运动频率也要结合自身状况，合理选择。体质较强的中青年高脂血症患者，可以选择每天都运动，每次 40~60 分钟。

体质虚弱的老年高脂血症患者，要考虑到机体代谢水平已降低，运动后可能很长时间才能恢复体力，因此，运动频率要视情况合理增减，且最好选择运动量较小的项目，如散步、打太极拳、慢跑等，每周 4~5 次，每次 20~30 分钟即可。

一个好的运动计划，不能忘了休息

良好的睡眠质量，不仅能帮助缓解运动后的疲劳感，而且还能帮助促进血脂的稳定。因此患高脂血症的朋友，除了保证睡眠充足（通常要每天6~8小时）以外，重要的是保证睡眠质量。下面介绍一些有利于提高睡眠质量的小方法。

· 睡前喝杯加蜜牛奶

蜂蜜可以保证高脂血症患者整夜血糖的平衡，避免早醒，从而起到调理血脂的作用，对经常失眠者更佳；而牛奶含有促进睡眠的物质，睡前1小时喝杯加蜜的牛奶，可帮助睡眠。

· 梳头

头部穴位很多，轻轻地梳到头皮发红、发热，能熄风、守神、止痛，可帮助尽早进入梦乡。

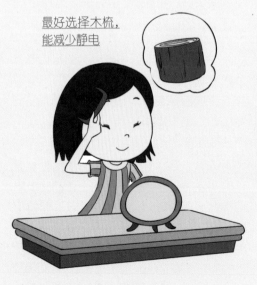

最好选择木梳，能减少静电

· 洗脸、擦身、洗（搓）脚

睡前洗洗脸、擦擦身，可以保证皮肤清洁，让睡眠更轻松舒适。睡觉前用温水（40~45℃）洗脚、按摩脚心和脚趾，能促进气血运行、舒筋活络，更容易起到催眠的效果。

· 枕头不能过高、过软

高脂血症患者，血液流速在睡眠时会变得很慢，枕头过高，会导致缺血性脑卒中的出现（脑梗死）。因此，专家建议，枕头的高度以一拳多一点最为合适，不要超过一拳半的高度。另外，枕头的软硬度要适中，枕头芯的材料要选择透气性好的，如荞麦皮或蒲绒，夏季可以适量加些茶叶或者薄荷。

· 老年高脂血症患者冬天被子不要太厚

厚被子压在身上，会严重影响呼吸功能，尤其对老年人来说更是如此，另外还会阻碍全身血液循环，易导致脑部血流障碍及缺氧，对健康十分不利。

另外，睡前要开窗通风，保持寝室内空气新鲜，有助于睡得香甜。另外，高脂血症患者在睡觉时，不要用被子蒙头。

少不了的高脂血症自我监测

	是	否
① 有吸烟嗜好，每天至少吸 1 包以上	（　）	（　）
② 三餐都离不开肉类或油炸食品，并且每餐都要吃 3 种以上	（　）	（　）
③ 运动量极少，即使运动也很少流汗	（　）	（　）
④ 餐餐都以吃饱吃撑为止	（　）	（　）
⑤ 吃绿色的蔬菜和水果较少	（　）	（　）
⑥ 喜欢吃甜食，很多时候会把甜食当成正餐吃	（　）	（　）
⑦ 每天至少吃 2 个以上的鸡蛋	（　）	（　）
⑧ 常吃鱼卵类食品	（　）	（　）
⑨ 吃饱后多以躺、坐为主，懒得运动	（　）	（　）
⑩ 每周至少喝 3 次以上的酒，每次都超过 350 克	（　）	（　）

回答"是"的题目越多，说明你的血液越黏稠。

2 个或以下
暂时可以安心，但应该多运动，减少食用油脂高的食物。

3~6 个
处于高脂血症的边缘，血管中可能已有少量的脂肪堆积，因量少，症状不太明显。抓紧通过运动和饮食来降血脂。

6 个以上
通常属于高脂血症患者。如果不改变不良的饮食习惯及生活方式，引发心脑血管疾病的概率相当大。

特效穴位 降压按摩疗法

· 点按曲池穴

简易取穴：

将手肘内弯约呈直角，用另一只手拇指下压手肘横纹尽处凹陷即曲池穴。

按摩方法：

用右手拇指尖点按左手曲池穴 1 分钟，然后换左手拇指点按右手曲池穴 1 分钟。

穴位解析：

降低总外周阻力，有效地改善高血压病患者的临床症状。

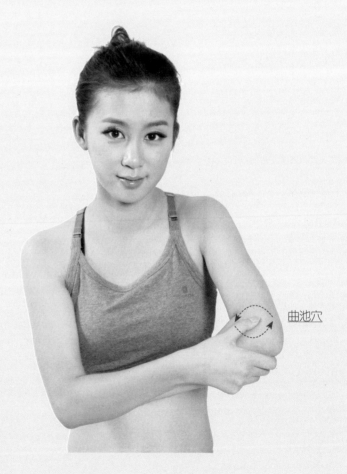

曲池穴

· 按压太冲穴

简易取穴:

在足背部,从第一、二趾间沿第一跖骨内侧结合部凹陷处即太冲穴。

按摩方法:

用拇指或食指指腹按压太冲穴 1 分钟,以有酸、胀、痛感为度。

穴位解析:

调动肝经元气,疏肝理气,抑制肝阳上亢引起的血压升高。

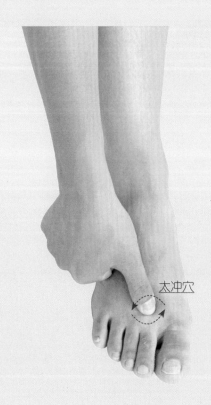

太冲穴

· 揉捏合谷穴

简易取穴：

将拇指、食指并拢，肌肉隆起的最高点即合谷穴。

按摩方法：

用食指、拇指夹住合谷穴捏揉，捏揉时缓缓呼气，吸气时手不要动。每侧按揉 2~3 分钟，左右各 4~5 次。

穴位解析：

抑制脑神经兴奋，以达到降低血压的目的。

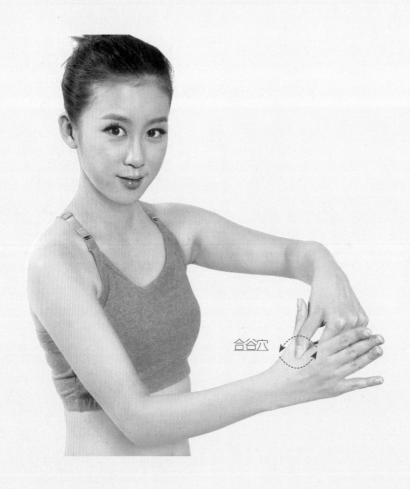

合谷穴

特效穴位降脂按摩疗法

· 按揉丰隆穴

简易取穴：

外膝眼和外踝尖连线的中点，当外踝尖上 8 寸，即丰隆穴。

按摩方法：

用拇指或食指指腹稍用力按揉丰隆穴 1~3 分钟，以有酸胀感为度。

穴位解析：

按摩此穴能活血通络，对血脂有良性的调节作用。

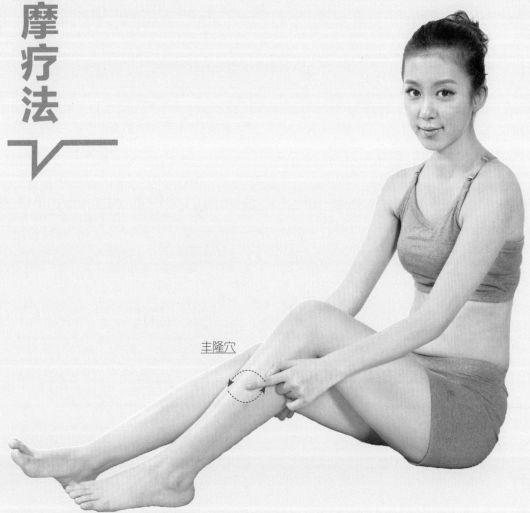

丰隆穴

· 按压足三里穴

简易取穴：

取正坐，屈膝 90 度，手心对髌骨，手指朝向下，无名指指端处即足三里穴。

按摩方法：

用拇指指腹用力按压足三里穴 3 分钟，力度稍重些。

穴位解析：

降低血液黏稠度，避免过多的脂肪堆积在血管壁上。

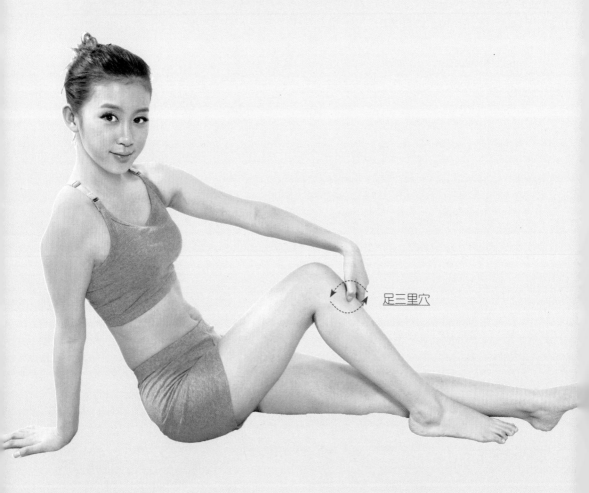

足三里穴

· 点按阳陵泉穴

简易取穴:

用右手手掌轻握左腿膝盖前下方，四指向内，大拇指指腹所在的膝关节外侧一个小的突起前下方凹陷处即阳陵泉穴。

按摩方法:

以左手拇指指尖点按左侧的阳陵泉穴 20 次，再以右手拇指指尖点按右侧的阳陵泉穴 20 次。

穴位解析:

活血化瘀，改善血液黏稠度，促进血液循环。

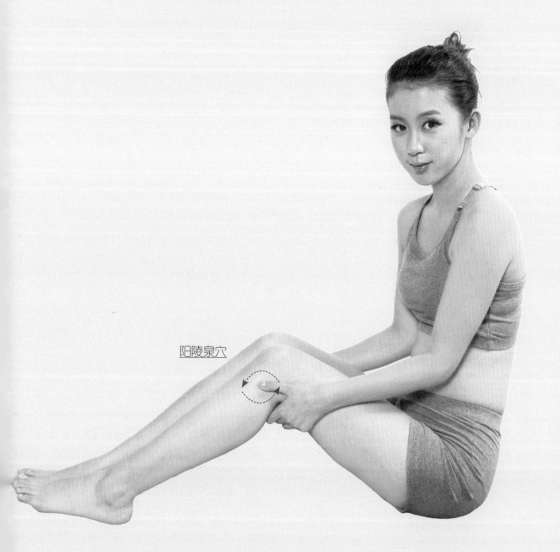

阳陵泉穴

·按揉阴陵泉穴

简易取穴：

小腿内侧，从膝关节往下摸，至胫骨内侧髁下方凹陷处。

按摩方法：

用拇指指腹用力按揉阴陵泉穴 3~5 分钟，以有酸胀感为度。

穴位解析：

具有清利温热、益肾调经、舒经活络、健脾利湿的作用，对早期高脂血症有作用。

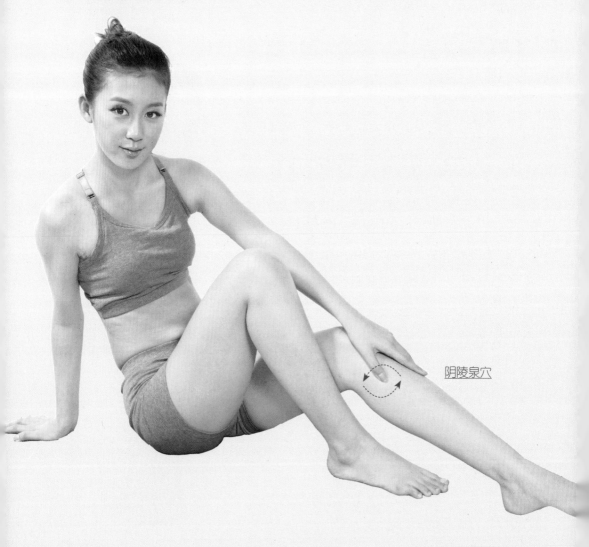

阴陵泉穴

常见食物能量表

五谷类	分量（克）	热量（千卡）
玉米	100	106
米饭	100	116
花卷	100	214
红豆	100	309
绿豆	100	316
荞麦	100	324
黄豆	100	359
燕麦	100	367
薏米	100	375
莜麦面	100	376

蔬菜类	分量（克）	热量（千卡）
冬瓜	100	11
芹菜	100	14
白菜	100	17
番茄	100	18
苦瓜	100	19
茄子	100	21
白萝卜	100	21
南瓜	100	22
洋葱	100	39
山药	100	56
土豆	100	76
红薯	100	99

水果类	分量（克）	热量（千卡）
西瓜	100 克	25
草莓	100 克	30
柠檬	100 克	31
芒果（中等大小）	100 克	32
杏	100 克	40
柚子	100 克	40
菠萝	100 克	42
橘子	100 克	42
梨	100 克	44
苹果（红富士）	100 克	45
桃	100 克	48
哈密瓜	100 克	48
橙子（中等大小）	100 克	50
香蕉	100 克	84

其他类	分量（克）	热量（千卡）
苹果酱	15 克	42
色拉油	10 克	90
豆腐	100	106
鸡蛋	100	144
炒栗子	100	214
鸡腿	100	262
炒杏仁	100	618
炒松子	100	644
核桃	100	646